ISBN 978-3-662-31890-4 ISBN 978-3-662-32717-3 (eBook)
DOI 10.1007/978-3-662-32717-3
Softcover reprint of the hardcover 1st edition 1943

(Aus dem Pharmakologischen Institut Gießen. Direktor: Prof. Dr. F. Hildebrandt.)

Herzschädigung durch Kohlenoxyd?

Gutachten erstattet am 26. Juli 1941 an ein Oberversicherungsamt.

Von F. Hildebrandt.

Der Maurer St. hatte am 8. Februar 1938 bei dem Ausfugen eines Hochofens in einem Stahlwerk ausströmendes Gas eingeatmet und war zehn Minuten bewußtlos gewesen. Nach Hilfeleistung durch die Werkschwester (Milch, Ruhe und frische Luft) hatte er sich schnell erholt, war dann nach Hause gebracht worden. Am nächsten Tag war er bereits wieder bei der Arbeit. Vom Kreisarzt wurde spektroskopisch CO nachgewiesen. Am Herzen war außer einer Frequenzbeschleunigung (96) und weichem Puls nichts festzustellen, der Blutdruck normal. Lungen ebenfalls o. B.

Nach Angaben der Ehefrau sollen im Laufe des Jahres 1939 noch drei weitere „ernstere“ Gasvergiftungen aufgetreten sein, doch finden sich in den Akten keinerlei Anhaltspunkte für diese Angabe; es kann sich also höchstens um ganz leichte Vergiftungen gehandelt haben.

Am 8. Februar 1940 starb St. an einer Lungenentzündung. Seine Frau machte Entschädigungsansprüche geltend, indem sie den Tod auf die CO-Vergiftung zurückführte. Bei der Obduktion fand sich eine croupöse Pneumonie der rechten Lunge, eine Silikose war auszuschließen, die vorhandene Anthrakose hielt sich in mäßigen Graden. Eine Untersuchung von Herz und Gehirn ergab keinerlei Befund, wie er bei schwerer CO-Vergiftung auftreten kann. Auch die mikroskopische Untersuchung des Herzens ergab keine Herde, wie sie nach CO-Vergiftung zurückbleiben können.

Die Entschädigungsansprüche der Witwe wurden auf Grund eines Gutachtens von Prof. K. abgelehnt, da nach seiner Ansicht ein ursächlicher Zusammenhang zwischen CO-Vergiftung im Jahre 1938 sowie den angeblich im Jahre 1939 stattgehabten weiteren Vergiftungen und dem tödlichen Ausgang der Pneumonie nicht besteht. Darauf wurde von der Witwe Berufung eingelegt und nunmehr die Behauptung aufgestellt, daß durch das öftere Einatmen von CO das Herz des St. derart geschädigt gewesen sei, daß es der Belastung des Kreislaufs durch die Pneumonie nicht mehr gewachsen gewesen sei. Vom Oberversicherungsamt wurde an mich die Frage gestellt, ob dies zutreffen könne.

Über Herzschädigungen durch Kohlenoxyd finden sich im Schrifttum folgende Angaben:

Nach Flury und Zangger (Lehrbuch d. Toxikologie, Berlin 1928) treten neben anderen Symptomen in den ersten Stunden bis Tagen nach der Vergiftung starke Herz- und Vasomotorenerregbarkeit auf. In dem Lehrbuch der Toxikologie, Starkenstein, Rost, Pohl (1929), wird angegeben, daß ganze Reihen von Symptomkomplexen, vorwiegend solche von seiten des Zentralnervensystems, lange als Nachkrankheiten bestehen können. Unter diesen Symptomkomplexen werden auch „Kreislauf- und Gefäßschädigungen, die noch nach 4 Wochen zu Hautgangrän führen können“, angeführt.

In dem Lehrbuch Schädliche Gase von Flury und Zernik (Berlin 1931) findet sich die Angabe: „Im Anschluß an eine akute Vergiftung können sich Krankheitszustände ausbilden, die jahrelang oder, unter besonders ungünstigen Bedingungen, während des ganzen Lebens bestehen bleiben. Sie betreffen vorwiegend das Nervensystem, Gehirn und Rückenmark, können sich aber auch auf andere Organsysteme erstrecken.“ Weiter: „Kreislauf: Von erhöhtem Interesse sind die Wirkungen auf die Gefäße, die frühzeitig betroffen und geschädigt werden. Durch die Erweiterung kommt es zur Verlangsamung des Blutstromes, zu Gefäßwandschädigungen und zu Ernährungsstörungen des ganzen betroffenen Gebietes. Besonders charakteristisch sind die kapillären Blutaustritte im Gehirn, die im weiteren Verlauf zu Entartung, Erweichung, Einschmelzung und damit zu örtlichem Absterben von Nervengewebe führen. Sie zeigen sich häufig an ganz bestimmten Stellen des Gehirns, so z. B. in der Gegend der Zentralganglien, an beiden Seiten des Linsenkernes. Diese lokalen Zerstörungen liefern die einfachste Erklärung für die lange Reihe von funktionellen, besonders aber der bleibenden geistigen und körperlichen Störungen. Solche lokale Gefäßschädigungen ermöglichen weiter auch ein Verständnis für die mannigfaltigen Störungen des Kreislaufs, z. B. durch Blutungen im Herzmuskel“. Levin gibt in seinem Buch, Gifte und Vergiftungen

(Berlin 1929), an: „Am Herzen kommt als Funktionsstörung nach Einatmung irgendeines kohlenoxydhaltigen Gases akut oder als spätere Folge, bisweilen von Fieber begleitet, eine Beschleunigung der Herzarbeit, die Monate oder sogar 2 Jahre andauern und von Herzklopfen begleitet aber auch ohne dieses bestehen kann."

In dem neuesten amerikanischen Toxikologie-Lehrbuch (Toxicology by William Mac Nally, Chicago 1937) findet sich (in Übersetzung) folgende Angabe: „Symptome von seiten des Herzens sind keineswegs selten sofort im Anschluß an eine schwere Kohlenoxydvergiftung, und sie können lange bestehen oder sogar für die Dauer bleiben, indem sie zu einer Myocarditis oder sogar zu einem Atherom der Coronargefäße führen." In weiteren Ausführungen betont Mac Nally, daß nur schwere Vergiftungen mit mehrstündiger Bewußtlosigkeit schwerere Veränderungen am Herzen hervorrufen.

In dem Handbuch der Berufskrankheiten von Koelsch (Jena 1935, Bd. 1) ist folgendes angegeben: „Häufig finden sich Erscheinungen der Herzschwäche mit einer erst tonogen später myogen bedingten Erweiterung des linken Ventrikels, Senkung des Blutdrucks und Störungen der Herzaktion. Die Dilatation pflegt sich nach einigen Tagen zurückzubilden. Bei Beginn der akuten Vergiftung besteht meist eine Tachycardie (Beschleunigung der Herzschlagfolge), welche bis zum Tod anhält bzw. nach Abklingen der akuten Symptome noch längere Zeit (mehrere Monate bis 1 Jahr und länger) bestehen bleiben kann. In anderen Fällen wiegen die Erscheinungen der Herzschwäche vor mit Erweiterung des linken Ventrikels, Herabsetzung des Blutdruckes, Unregelmäßigkeiten der Aktion. Eine derartige Spätdilatation kann erst einige Tage nach der Vergiftung auftreten. Charakteristische anatomische Veränderungen sind hier Blutungen und Nekrosen der Kapillarmuskeln. Demnach ist das CO als ein ausgesprochenes Parenchymgift mit elektiver Wirkung zu bezeichnen, welches im Herzmuskel direkte Zellschädigung mit sekundären Blutungen und reparatorischen Entzündungen verursacht. Voraussetzung ist allerdings auch hier eine individuelle Disposition; es handelt sich hier um keine regelmäßigen, aber auch nicht gerade seltenen Vorkommnisse."

Aus den bisher angeführten Angaben des Schrifttums geht hervor, daß Schädigungen des Herzens durch Kohlenoxyd nicht selten vorkommen, aber praktisch nur nach schweren Vergiftungen. Die während der Vergiftung oder direkt im Anschluß an dieselbe auftretenden Kreislaufstörungen gehen im Lauf von verhältnismäßig kurzer Zeit in vielen Fällen wieder zurück, in anderen Fällen bleibt allerdings ein Schaden zurück. Doch ist dieser pathologisch-anatomisch feststellbar. Hierbei ist aber zu betonen, daß dauernde Schäden ungleich häufiger am Zentralnervensystem zurückbleiben, wie aus allen Lehrbüchern der Toxikologie festzustellen ist.

Daß derartige Dauerschäden nicht allzu häufig sind, — falls keine allzuschwere Vergiftung vorgelegen hat —, geht auch aus einer in dem Buch von Leschke „Die wichtigsten Vergiftungen" (München 1933) zitierten Angabe der Leunawerke hervor. Hier heißt es wörtlich: „In 3½ Jahren wurden 384 CO-Vergiftungen eingehend untersucht. Die Vergifteten klagten über Kopfschmerzen, Schwindel, Mattigkeit in den Beinen, Übelkeit, waren zum Teil mehr oder weniger bewußtseinsgetrübt. In allen Fällen wurde CO im Blut gefunden. Trotzdem waren nur 46 von ihnen durchschnittlich 10 Tage arbeitsunfähig, die übrigen 338 nahmen noch am gleichen Tag die Arbeit wieder auf. Auch solche Arbeiter, die häufig CO-Einwirkungen ausgesetzt waren, zeigten einen durchaus guten Gesundheitszustand und normalen Blutbefund."

Wie oben erwähnt, sind Schädigungen am Herzen durch Co-Vergiftung pathologisch-anatomisch faßbar. Nach Herzog (Münch. Med. Wschr. 1920, S. 558) finden sich bei den frischeren, 2, 3 und 4 Tage alten Fällen, mikroskopisch bald reichlich bald spärlich im Herzmuskel multiple Herde mit nekrotischen Muskelfasern. Auch in einem Gutachten-Fall (Samml. v. Vergift.fällen, Bd. 1, B 14 S. 61) wird angeführt, daß bei Kohlenoxydvergiftung neben anderem auch starke fleckweise Verfettung des Herzmuskels nicht selten gesehen werde.

Anläßlich eines CO-Vergiftungsfalles mit Thrombose im Herzen und tödlicher Embolie (Samml. v. Vergiftungsfällen, Bd. 4, A 323 S. 63) schreibt Lechleitner: „Während Veränderungen an den kleinsten Gefäßen mit Thrombenbildung oder Blutungen bei der akuten Kohlenoxydgasvergiftung ziemlich häufig gefunden werden, sind Thrombosen im Herzen und in den großen Gefäßstämmen, sowie Embolien bisher selten beobachtet worden." Anschließend wird dann der Fall mitgeteilt, der durch Thrombose und nachfolgende Embolie etwa 8 Tage nach einer schweren Kohlenoxydvergiftung tödlich endete.

Daß auch sehr schwere Vergiftungen nicht unbedingt zu Herzschädigungen führen müssen, geht aus einigen weiteren Fällen, die ebenfalls in der „Samml. v. Vergiftungsfällen" mitgeteilt sind, hervor. So berichtet in einem Gutachtenfall (Bd. 4, B 36, S. 23) Jahn von einem schweren CO-Vergiftungsfall, der mit 3—4stündiger Bewußtlosigkeit einherging, daß weder an Herz noch Lungen ein krankhafter Befund nachweisbar, der Blutdruck normal und die Herzfunktionsprüfung ohne pathologischen Befund war. Dagegen waren am Zentralnervensystem schwere Schädigungen festzustellen. In einem anderen Fall mit häufigeren leichten bis mittelschweren Vergiftungen, der von der gewerbeärztlichen Dienststelle des Saarlandes von Symanski (Samml. v. Vergiftungsfällen, Bd. 11, A 866, S. 163) mitgeteilt wird und der tödlich endete, wurden schwere Veränderungen am Zentralnervensystem festgestellt, die den Tod herbeiführten. Am Herzen war kein pathologischer Befund zu erheben.

Auch Kroetz (Verhandl. d. Dt. Gesellschaft f. Kreislaufforschung, 9. Tagung, 1936) betont zur Frage der CO-Vergiftung und Herzinfarkt, daß nach schweren CO-Vergiftungen ausgebreitete Nekrosen und Blutungen im Herzmuskel bekannt seien. Er weist ferner darauf hin, daß auch klinisch bei schwersten Vergiftungen mit stunden- und tagelanger Bewußtlosigkeit mit absoluter Regelmäßigkeit typische elektrokardiographische Befunde zu erheben gewesen seien.

In einer weiteren ausführlichen Arbeit beschäftigt sich Kroetz mit der Frage der Herzschädigungen nach Kohlenoxydvergiftungen (Dtsch. Med. Wochenschr. 1936, S. 1365—1414). Nach seinen Ausführungen müssen „ausgebreitete frische Nekrosen im Herzmuskel, am intensivsten lokalisiert in den Papillarmuskeln und nahe der Vorderwand in der Gegend der Herzspitze, ausgedehnte subepikardiale und subendokardiale Blutungen als kennzeichnend gelten. Die Gewebserstickung wirkt sich im Herzen, sowohl am Herzfleisch als an der Gefäßwand aus. Im Einzelfall kann diese Erstickung durch den gleichzeitigen Nachweis frischer Herz- und Hirnnekrosen beweiskräftig gesichert werden.“

Aus all diesen Ausführungen dürfte zur Genüge hervorgehen, daß Schädigungen des Herzens als Folge einer CO-Vergiftung eindeutige Befunde bei der Sektion ergeben müssen. Aus den Akten und besonders aus dem Sektionsprotokoll von Prof. Herzog ergibt sich aber, daß bei der Sektion nichts festgestellt wurde, denn Prof. Herzog schreibt: (S. 23 der Akten), daß hinsichtlich der Angaben „Gasvergiftungen im Jahre 1939“ das Herz auf multiple subendokardiale Herde und das Gehirn im Globus pallidus auf Gefäßverkalkungen und Erweichungen, also auf Veränderungen, wie sie bei schweren CO-Gasvergiftungen auftreten können, geprüft wurde. Dafürsprechende Befunde waren nicht zu erheben. Auf S. 28 führt Prof. Herzog weiter aus, daß die mikroskopische Untersuchung des Herzens keine besonderen

Befunde ergeben habe, insbesondere keine Herde, wie sie nach Kohlenoxydgasvergiftung zurückbleiben können.

Zusammenfassend komme ich demnach zu folgendem Ergebnis: Die am 8. Februar 1938 und die weiteren im Jahre 1939 angeblich erlittenen ernsteren CO-Vergiftungen können nicht zu einer ernsthaften Schädigung des Herzens des St. geführt haben. Sonst wären bei der Obduktion und der mikroskopischen Untersuchung des Herzens die für schwere CO-Vergiftungen typischen Befunde erhoben worden. In dem Sektionsprotokoll von Prof. Herzog ist aber ausdrücklich betont, daß das Untersuchungsergebnis in dieser Richtung negativ war. Auch der ärztliche Bericht von Dr. Siebert (S. 1 der Akten) bietet keinen Anhaltspunkt für eine stärkere Kreislaufschädigung im Anschluß an die am 8. Februar vorgelegene CO-Vergiftung. Der Organbefund lautet für das Herz: „Grenzen nicht verbreitert, Töne rein. Schlagfolge regelmäßig, 96 Schläge i. d. Min., Puls weich, Blutdruck 150/120 mm Hg." Die Arbeitsunfähigkeit wurde nur für kurze Zeit anerkannt. Auch wenn man annehmen wollte, daß die Herzschädigung sich erst nachträglich im Anschluß an die Vergiftung am 8. Februar 1938 oder an die angeblichen späteren Vergiftungen im Jahre 1939 entwickelt hätte, so hätten sich irgendwelche dafür sprechende Befunde bei der Obduktion und mikroskopischen Untersuchung ergeben müssen. Die an mich gestellte Frage, ob das öftere Einatmen von CO-Gas das Herz des St. derart geschädigt habe, daß es der Belastung des Kreislaufs durch die chronische Pneumonie nicht mehr gewachsen war, ist demnach zu verneinen.

Anschrift des Verfassers: Prof. Dr. F. Hildebrandt, Gießen, Pharmakolog. Institut der Universität, Gaffkystraße 7.

Welcher Gehalt an schwefliger Säure (SO_2) ist in einem aus Weinschlempe hergestellten Erfrischungsgetränk als gesundheitsschädlich anzusehen?

Gutachten von E. Rost.

Zu der Frage, ob die in einem als „alkoholfreier Wein" bezeichneten Erzeugnis der Firma A. festgestellten Mengen schweflige Säure (SO_2) als gesundheitsschädlich anzusehen sind, habe ich folgende Stellung einzunehmen.

In dem in Rede stehenden Erzeugnis wurden in zwei von angesehenen Chemikern geleiteten Untersuchungsanstalten (Öffentliche Nahrungsmitteluntersuchungsanstalt in B. und Städtisches Untersuchungsamt C.) gefunden und zwar in mg je Liter:

	I.	II.	III.
SO_2, freie:	64,3	43,5; 51,1; 61,6; 99,8	Zulässiger SO_2-Gehalt nicht überschritten.
SO_2, Gesamt:	226,1	199,7; 218,9; 225,3; 279,0	

Die Probe I war am 26. 9. 1940 entnommen und am 21. 11. 1940 analysiert (B., Dr. D.).

Die Proben II wurden am 19. 12. 1940 entnommen und am 4. 1. 1941 analysiert (B.).

Die Probe III war vom Lager entnommen und wurde in C. von Professor E. analysiert: mg SO_2/l-Gehalt in Zahlen nicht angegeben.

Die SO_2 gelangt in das Getränk, indem die Flaschen zur Haltbarmachung des in sie einzufüllenden Getränkes durch SO_2 keimfrei gemacht werden. Vor der Füllung soll die SO_2 durch Ausspritzen der Flaschen mit sterilem Wasser wieder entfernt werden. Wenn versehentlich die Flaschen nicht gründlich genug ausgespritzt werden, so kann dadurch ein mehr oder weniger beträchtlicher Teil der SO_2 in den Flaschen zurückbleiben. Professor E. hat angegeben, daß Abweichungen in den Analysenbefunden bei einzelnen Flaschen durch Versehen eines Arbeiters gelegentlich vorkommen können. Die von dem Beklagten für den vorliegenden Fall gegebene Erklärung ist von dem chemischen Sachverständigen E. gestützt und von dem Weingroßhändler F. als plausibel bezeichnet worden.

Der Runderlaß des RMdI. über alkoholfreie Getränke aus Weinschlempe vom 24. 2. 1941 (Min.-Bl. d. RuPrMdI., S. 399; RGesuBl. S. 267) bezeichnet neuerdings expressis verbis die Bezeichnung „alkoholfreier Wein" für Getränke der in Rede stehenden Art als irreführend im Sinne des Lebensmittelgesetzes (LMG.).

Als Grenze für einen zulässigen Gehalt an SO_2 in Getränken der angegebenen Art ist von den untersuchenden Chemikern 125 mg SO_2 im Liter Getränk angenommen worden, entsprechend der Verordnung zur Ausführung des Weingesetzes vom 16. 7. 1932 (Artikel 4 Absatz 2 Ziffer 4: Bei Traubensaft zum unmittelbaren Genuß (Traubensüßmost) darf die in 1 l der Flüssigkeit gelangende Menge von SO_2 nicht mehr als 125 mg betragen). Diese Begrenzung in der genannten Verordnung ist aber nicht mit der unbedingten Gesundheitsschädlichkeit begründet, wie auch Dr. D. das in Rede stehende Getränk als verfälschtes Lebensmittel i. S. des § 4 Ziffer 2 LMG. bezeichnet, nicht aber als geeignet die menschlichen Gesundheit zu schädigen (§ 3 Ziffer 2a LMG.). Es ist im Hinblick hierauf auch unverständlich, wie der Weinsachverständige G. angeben konnte, daß die entnommene Probe nach der Geschmacksprüfung mehr SO_2 enthielt, als für den menschlichen Organismus unschädlich ist.

Die Nahrungsmitteluntersuchungsanstalt B. hat die in den 5 Proben gefundenen Mengen von Gesamt-SO_2 — da durchweg über 125 mg/l liegend — als wesentlich zu hoch bezeichnet.

Demgegenüber hat Professor E. festgestellt, daß in einer von ihm analysierten Probe der Gehalt an SO_2 sich in den zulässigen Grenzen hielt. Von 6 Proben (aus einem Bestand von 1000 Flaschen) hat eine einen niedrigen SO_2-Gehalt aufgewiesen; sie gehört also zu denjenigen Flaschen, die ordnungsmäßig ausgespült worden sind.

Nach dem Sinn und Zweck der Behandlung der Flaschen für das genannte Getränk mit SO_2 wäre nicht einzusehen, warum größere Mengen in dem fertigen Getränk bleiben sollten, als sie Professor E. gefunden hat; solche größere Mengen erschienen nicht nur zwecklos, sondern sogar widersinnig. Der Weinsachverständige G. hat angegeben, daß der Inhalt der von ihm entnommenen Probe schon nach der Geschmacksprüfung als ein mehr SO_2 als zulässig enthaltendes Getränk erkannt worden ist; ein solches würde in seiner Verkäuflichkeit leiden oder sogar unverkäuflich sein.

Für die Beantwortung der gestellten Frage scheint mir Nachstehendes von Bedeutung zu sein:

Im Wein, dem wichtigsten Getränk, das SO_2-haltig ist, ist im Weingesetz (25. 7. 1930) der zulässige Gehalt an SO_2 *nicht fixiert*, obwohl das Schwefeln eine althergebrachte Gewohnheit bei der Herrichtung der Fässer für den Wein ist. In der angezogenen Verordnung vom 16. 7. 1932 heißt es im Artikel 4 Abs. 2:

Gestattet ist (bei der Kellerbehandlung):

Allgemein:

... 4 *das Schwefeln* mittels (bestimmter) Verfahren, *sofern hierbei nur kleine Mengen von* SO_2 ... *in die Flüssigkeit gelangen*[1].

[1] Die auch wörtlich gleiche Bestimmung gilt für die gewerbsmäßige Herstellung der dem Wein ähnlichen Getränke (VO. vom 16. 7. 32, Art. 7), von weinhaltigen Getränken, Schaumwein ... (Ebenda, Artikel 13.)

Schon in der vom Reichsgesundheitsamt (RGA.) in Berlin 1907 herausgegebenen Festschrift „Das Deutsche Reich in gesundheitlicher und demographischer Beziehung“ sagt diese oberste Gesundheitsbehörde (S. 195):

> Ebenso wie teilweise schon in dem Gesetze, betr. den Verkehr mit Wein . . ., vom 20. 4. 1892 vorgesehen war, dürfen auch nach § 7 des jetzt geltenden Gesetzes vom 24. 5. 1901 . . . die namentlich aufgeführten Stoffe Wein, weinhaltigen oder weinähnlichen Getränken . . . nicht zugesetzt werden. Dagegen ist als Verfälschung . . . des Weins . . . nicht anzusehen „die anerkannte Kellerbehandlung einschließlich der Haltbarmachung des Weines, *auch wenn dabei geringe Mengen* von SO_2 in den Wein *gelangen*.“

Ohne Zweifel mit Absicht ist dieser Zustand beim Wein usw. bisher nicht geändert worden. Bemerkenswerterweise spricht der auf S. 7 erwähnte Runderlaß wohl davon, daß zur Herstellung der dort bezeichneten Getränke häufig auch SO_2 verwendet wird, er normiert eine Grenzzahl aber ebenfalls nicht. Es wird auch in diesem Runderlaß wiederum unbestimmt von „häufig auch unter Verwendung von *erheblichen Mengen von* SO_2“ hergestellten Getränken gesprochen.

Es stieß und stößt auch heute, nach 40 Jahren, noch auf allergrößte Schwierigkeiten, den Begriff „geringe Mengen von SO_2“ im Wein zu definieren und damit genau, das heißt scharf, einen zulässigen SO_2-Gehalt von dem gesundheitsschädlichen abzugrenzen.

Für die exakte Beurteilung dieser Frage sind die Beobachtungen des Schweizer Stadtarztes *Leuch* (Versuch zur Bestimmung der Schädlichkeitsgrenze der in geschwefelten Weinen sich findenden schwefligen Säure, Korrespondenzbl. f. Schweizer Ärzte 1895, S. 609) an einer großen Anzahl von gesunden Personen, denen bestimmte Mengen SO_2 in je $^3/_{10}$ l leichtem Wein verabreicht wurden, noch immer grundlegend. In diesen Versuchen, in denen also die freie SO_2 auf ihre Verträglichkeit untersucht wurde, wurden Mengen bis zu 40 mg freier SO_2 in jedem Fall ohne jede Beschwerde vertragen, Mengen von 45, 50 und 55 mg riefen Kratzen im Hals, leichte Leibschmerzen oder leichten Kopfschmerz hervor, aber nicht jedesmal, sondern nur bei 5 von 28 Versuchspersonen. Nach Mengen von 60 und 65 mg SO_2 wurden bei den 11 Personen keine Störungen beobachtet. Weiter gesteigerte Mengen (70 und 75 mg) machten wieder nur bei 6 von 11 Personen Kratzen im Hals, bzw. Kopfschmerzen oder wurden von 6 Personen ohne Ausnahme beschwerdelos vertragen. Selbst nach 80, 90 und 95 mg freier SO_2 stellten sich Kratzen im Hals oder Trockenheit im Hals oder Magenbrennen nicht bei allen Personen ein, sondern nur bei einzelnen (nach 80: bei 3 von 11; nach 90: bei 3 von 6; bei 95: bei 1 von 5). Lediglich bei 85 mg wurden von 6 Personen alle von Kratzen im Hals und Vermehrung des Speichels ergriffen; bei 100 mg, einem Versuch, zu dem anscheinend nur eine Person zur Verfügung stand, zeigte diese Magenbrennen und Kratzen im Hals. In keinem der

Versuche mit höheren Mengen zeigten sich Allgemeinerscheinungen wie Kopfschmerzen.

Es ist wohl auch für den Nichtfachmann einleuchtend, daß die SO_2, selbst in freiem Zustand, so gut wie nur örtliche Reizwirkungen, und fast ausschließlich in leichtem Ausmaße, bei den Versuchspersonen hervorrief; nur in 5 von über 100 Versuchen ist Kopfschmerz, leichter und starker Art, zur Beobachtung gelangt. Das Bemerkenswerteste ist aber, daß fast stets nur einzelne Personen auf die SO_2 ansprachen, selbst bei 90 mg von 6 nur 3 und bei 95 mg von 5 nur 1 Person.

Um die Bedeutung dieser Versuche zu würdigen, sei schon hier darauf hingewiesen, daß von freier SO_2 in den 5 Proben gefunden wurden: 43,5; 51,1; 61,6; 64,3 und 99,8 mg.

Auf Grund dieser Versuche und der Versuche von Carl Jacobj und Walbaum (Zur Bestimmung der Grenze der Gesundheitsschädlichkeit der SO_2 in Nahrungsmitteln, Arch. exp. Pathol. u. Pharmakol. 54, 1906, 421) habe ich seinerzeit bei meinen über Jahre ausgedehnten Versuchen über die Wirkungen von SO_2 in freier und in gebundener Form auf Tiere und Mensch keine planmäßigen Versuche über die Verträglichkeit der SO_2 angestellt, nachdem auch bei meinen Kostversuchen sich sehr große individuelle Verschiedenheiten eingestellt hatten, und auch bei Zuführung äußerst großer Mengen von freie SO_2 im Magen entwickelnden Salzen, wie sie für den SO_2-Gehalt im Wein und in sonstigen Getränken auch nicht im entferntesten vorkommen, nur örtliche Reizwirkungen (Speichelfluß, Übelkeit, Erbrechen, Leibschmerzen, Diarrhöen), niemals aber Allgemeinerscheinungen (Kopfschmerzen und andere Störungen) zur Beobachtung bei mir, meinen Mitarbeitern und sonstigen Versuchspersonen gekommen waren. Durch diese Versuche des RGA., die wohl hinsichtlich Umfang, Ausdehnung und Planmäßigkeit von keiner anderen Stelle überboten worden sind, wurde überzeugend dargetan, daß die Wirksamkeit (einschließlich der Schädlichkeit) eines als Zusatzstoff zu Lebensmitteln Verwendung findenden Stoffes nicht nur von dem Lebensmittel abhängig ist, in dem er vorkommt, sondern auch von den Bedingungen, unter denen er in Lebensmitteln genossen wird.

Für die Beurteilung der gestellten Frage ist auf die einschlägige Gesundheitsgesetzgebung in der Schweiz hinzuweisen, die ebenfalls auf großer Höhe steht. In der Verordnung über den Verkehr mit Lebensmitteln und Gebrauchsgegenständen vom 26. 5. 1936 hat der Bundesrat für verschiedene Weinarten Grenzzahlen SO_2 angegeben und zwar verschieden hohe. Die freie SO_2 darf 40 bzw. 100 mg, die Gesamt-SO_2 400 bzw. 450 mg je Liter Wein bzw. natürlich süßen Luxuswein nicht übersteigen.

Artikel 345 bestimmt:

1. Eingebrannte (geschwefelte) Weine dürfen nicht mehr als 400 mg gesamte, wovon höchstens 40 mg freie SO_2, auf 1 Liter enthalten.

3. In natürlich süßen Luxusweinen ist ein Gehalt bis höchstens 450 mg gesamter, wovon höchstens 100 mg freier SO_2, auf 1 Liter zulässig.
2. Bei stärker geschwefelten Weinen muß der Gehalt an SO_2 durch Lagerung oder Verschnitt unter diese Grenzzahl gebracht werden, bevor sie ausgeschenkt oder im Kleinverkehr verkauft werden dürfen.
4. Es ist verboten, den Gehalt an SO_2 durch Verwendung von Chemikalien zu vermindern.

Die Schweiz hat also die schwierigen Verhältnisse bei der Schwefelung der Weinfässer und der gerechten Beurteilung der auf diese Weise bei der anerkannten Kellerbehandlung SO_2-haltig gewordenen Weine dadurch geregelt, daß hohe Mengen Gesamt-SO_2 (400 bzw. 450 mg) zugelassen werden, daß dagegen die Menge der freien SO_2 bei den üblichen Weinen 40 mg nicht übersteigen darf, während die Grenze für süße Luxusweine auf 100 mg SO_2 festgesetzt ist.

Für die vorliegende Betrachtung ist es bemerkenswert, daß man in der Schweiz, gestützt auf die erwähnten Versuche von Leuch (S. 9), ursprünglich nicht über 20 mg freie SO_2 und nicht über 200 mg Gesamt-SO_2 im Liter Wein usw. zuließ. (Nach K. B. Lehmann, dem kürzlich verstorbenen Professor der Hygiene in Würzburg, Die Methoden der praktischen Hygiene, 1901, S. 514.) Es ist also in der Schweiz im Laufe der letzten Jahrzehnte nicht eine Verschärfung, sondern eine Milderung der Auffassung hinsichtlich der SO_2 in Getränken eingetreten.

Dieser Milderung kann ich mich auf Grund meiner ausgedehnten Versuche am Tier und am Menschen anschließen. Die SO_2 gehört in den gebotenen Grenzen und in Fällen, in denen eine Irreführung der Verbraucher über die wahre Beschaffenheit des Lebensmittels durch ihre Anwendung ausgeschlossen ist, zu den gewissermaßen physiologisch zu wertenden Konservierungsstoffen. Die SO_2 oxydiert sich im Darm rasch zu der unschädlichen SO_3 (Schwefelsäure, schwefelsauren Salzen), sie bindet sich leicht an Bestandteile der Lebensmittel, wie Zucker, Aldehyde usw., und bildet langsamer wirkende SO_2-Verbindungen. Sie macht in niedrigen Mengen nur Belästigungen und schnell vorübergehende Störungen des Wohlbefindens, nicht aber Gesundheitsstörungen oder -schädigungen, ihre Wirkungen sind akut, werden aber nicht chronisch (wie etwa beim Arsen im Wein); im ganzen gesehen, hat die Forschung der letzten Jahrzehnte der SO_2 die ihr ursprünglich zugeschriebene Schaden- oder Giftwirkung beträchtlich eingeschränkt, bzw. sogar genommen.

Von Bedeutsamkeit wäre zu wissen, wieviel von dem in Rede stehenden Getränk wohl auf einmal und tagsüber getrunken wird. Dies ließe sich nur ungefähr angeben, wenn der Preis des Getränkes in den Akten vermerkt wäre. Die auf Seite 7 angegebenen Mengen von SO_2 sind in einem Liter Flüssigkeit enthalten, d. h. in einer Menge, die wohl kaum in einem Tage, noch viel weniger auf einmal, getrunken wird. (Demgegenüber sind die in den Versuchen Leuchs angegebenen Mengen freier SO_2 tatsächlich, und zwar in je $^3/_{10}$ l leichtem Wein, in kurzer Zeit getrunken worden.)

Für die Stellungnahme zu der Frage, ob der teilweise gefundene SO_2-Gehalt des in Rede stehenden Getränks als gesundheitsschädlich anzusehen ist, muß aber diejenige Menge wenigstens ungefähr bekannt sein, die auf einmal oder tagsüber genossen werden dürfte.

Auf Grund der mir bekannt gewordenen Fachliteratur in Verbindung mit meinen eigenen Erfahrungen wie überhaupt der vorstehenden Überlegungen, sehe ich mich außerstande, widerspruchsfrei zu erklären, daß die genannte Flüssigkeit mit den angegebenen 5 höheren SO_2-Gehalten akut gesundheitsschädlich sein muß, selbst wenn man annimmt, daß etwa $^1/_2$ l des Getränks auf einmal aufgenommen wird. Keinesfalls sind die Voraussetzungen für das Aufwerfen einer solchen Frage aber gegeben, wenn der SO_2-Gehalt unterhalb von 125 mg liegt; es darf angenommen werden, daß nur ein Teil des auf Flaschen gefüllten Getränkes einen höheren Gehalt an SO_2 aufweist als 125 mg. Wie groß dieser Teil ungefähr ist, würde sich nur durch zahlreiche ergänzende Untersuchungen von Flaschen aus verschiedenen Schichten der gelagerten Flaschen ermitteln lassen.

Belästigungen des Wohlbefindens oder gar Schädigungen der Gesundheit, einschließlich der Beeinträchtigung der Arbeitskraft usw. sind nicht der Ausgangspunkt dieses Gerichtsverfahrens, da das Getränk durch die Achtsamkeit des Weinsachverständigen G. als ein Getränk geschmeckt wurde, das wegen eines zu hohen SO_2-Gehalts — zum mindesten in einzelnen Flaschen — aus dem Verkehr zu ziehen war.

Im Hinblick darauf, daß die Begrenzung der SO_2 selbst im Wein von der Gesundheitsverwaltung in Deutschland noch nicht vorgenommen ist, will es mir als zweckmäßig erscheinen, daß auf Grund des vorliegenden Materials nicht die Frage der Gesundheitsschädlichkeit der SO_2 in Getränken der in Rede stehenden Art zur Entscheidung gebracht werden sollte, und zwar aus folgenden Gründen:

Die Bearbeitung des Getränkes mit SO_2 dient lediglich zur Keimfreimachung der Gefäße und damit zur besseren Haltbarmachung des Getränks; sie geschieht nicht etwa zur besseren Reifung oder überhaupt zur Verbesserung des Getränks.

Unachtsamkeit bei der Herstellung des Getränks gab dem Erzeugnis eine Beschaffenheit, die es praktisch unverkäuflich machen würde, da auch das Publikum stark nach SO_2 schmeckende Getränke nicht wieder kaufen würde.

Es sind wohl von den 1000 Flaschen nur einige wenige abgesetzt worden. Es ist keine Schädigung der Gesundheit bei den Verbrauchern oder auch nur eine Belästigung ihres Wohlbefindens bekannt geworden, nachdem der Weinsachverständige G. den hohen SO_2-Gehalt herausgeschmeckt und sofort den Weiterverkauf des Getränkes verhindert hat.

Der Beschuldigte nicht nur, sondern auch der anerkannte Sachverständige Professor E. haben sich dahin ausgesprochen, daß man den Bestand zu Verschnittzwecken frei geben sollte. Die Firma werde nicht etwa durch Verwendung von Chemikalien, sondern durch Verschneidung mit SO_2-armen gleichartigen Flüssigkeiten das Getränk in allen Flaschen gesundheitlich einwandfrei gestalten (d. h. entsprechend den Bestimmungen in der Schweiz; S. 11, Ziffer 2 und 4).

Darüber hinaus will die Firma das so bearbeitete Getränk erst dann in den Handel bringen, wenn die schriftliche Zustimmung des chemischen Sachverständigen Professor E. vorliegt.

Den Verkehr mit SO_2haltigen Getränken (Wein, weinähnlichen und sonstigen Getränken) zu regeln, gehört m. E. zu denjenigen gesundheitspolizeilichen Aufgaben, die zentral in Angriff genommen werden sollten, da sie sachgemäß und gerecht nur von der obersten Gesundheitsbehörde geprüft werden können. Ihr stehen die Erfahrungen der deutschen Wissenschaft, der Hygieniker, Pharmakologen und Kliniker, zur Verfügung; diese Sachverständigen werden, nachdem sie unter Umständen entsprechende Versuche angestellt haben, zu hören sein. Auf dieser breiten Basis, die auf den Erfahrungen und Überlegungen der deutschen Wissenschaftler beruht, kann die zentrale Gesundheitsbehörde die verantwortungsvolle Regelung dieser Frage des zulässigen SO_2-Gehalts in den Volksgetränken übernehmen und durchführen. Die Verhältnisse liegen hier ähnlich wie auf dem Gebiete der Regelung des Verkehrs mit Arzneimitteln außerhalb der Apotheken, z. B. in Drogengeschäften; die zahlreichen strittigen Fragen sind auch nicht örtlich im Einzelfalle entschieden, sondern in der Schwebe gelassen worden, bis das Reichsarzneimittelgesetz die gesamte Materie auch nach dieser Richtung hin zentral und einheitlich ordnen wird.

Daß eine solche zentrale Regelung des Verkehrs mit SO_2-haltigen Getränken in Aussicht genommen ist, kann man vielleicht aus dem Runderlaß des RuPrMdI., betr. Schwefelung des Weines mit Kaliumpyrosulfit-Tannin-Tabletten vom 24. 5. 1937 (Min.-Bl., Sp. 898) schließen. Hierin bittet der Minister, die Verwendung dieser Tabletten — vorbehaltlich einer demnächstigen Änderung der gesetzlichen Vorschriften — zur Kellerbehandlung des Weins und der dem Wein ähnlichen Getränke nicht zu beanstanden. . .

Zusammenfassung: Die vom Staatlichen Gesundheitsamt in H. gestellte Frage, ob die in 5 von 6 Proben gefundenen Mengen von 199 bis 279 mg SO_2 im Liter des aus Weinschlempe hergestellten Getränks als gesundheitsschädlich anzusehen sind, vermag ich weder generell für Getränke, noch speziell für das vorliegende Getränk, selbst auf Grund meiner ausgedehnten pharmakologischen Sondererfahrungen nicht, zu beantworten.

Ich halte eine solche präzise Stellungnahme zur Zeit und ohne Vornahme weiterer umfassender Versuche chemischer und medizinischer Art überhaupt nicht für möglich.

Solange das gesamte Fragengebiet der hygienischen Beurteilung der SO_2 in verschiedener Bindungsform in Wein, weinähnlichen und sonstigen Getränken nicht von der zentralen Gesundheitsverwaltung aus geregelt ist, sollte m. E. versucht werden, den von einzelnen Sachverständigen im vorliegenden Fall vorgeschlagenen, auch genügend überwachbaren Weg zu beschreiten; ein solches Vorgehen dürfte im Einklang mit der Auffassung deutscher und schweizerischer Sachverständiger stehen und mit keinerlei Gesundheitsbedrohung der Bevölkerung verbunden sein.

Verwendetes Schrifttum: Pfeiffer, L.: Die schweflige Säure und ihre Verwendung bei Herstellung von Nahrungs- und Genußmitteln. München 1888. — Pfeiffer, L.: Zur Kenntnis der giftigen Wirkung der schwefligen Säure und ihrer Salze. Arch. f. exper. Path. 27, 1890, 261. — Jacobj, C.: und Walbaum: Die Gesundheitsschädlichkeit der schwefligen Säure und ihrer Verbindungen unter besonderer Berücksichtigung der freien schwefligen Säure. Arch. f. Hyg. 57, 1906, 87. — Rost, E. und Fr. Franz: Vergleichende Untersuchung der pharmakologischen Wirkungen der organisch gebundenen schwefligen Säuren und des neutralen schwefligsauren Natriums. Arb. Reichsgesdh.amt 21, 1904, 312 — II. Teil 43, 1913, 187. — Rost, E.: Schweflige Säure, in „Konservierungsmittel usw.". Handb. d. Lebensmittelchemie 1, 1933, 1006. — Eichholtz, Fr.: Die Pharmakologie im Dienste der Gesundheitsverwaltung des Reiches. Rede auf Eugen Rost, 1941, 15. — Schmiedeberg, O.: Über Naturwein und Kunstwein. Eine diätetische Studie 1900, S. 11. (Leipzig, F. C. W. Vogel.) — Schmiedeberg, O.: Arzneimittel und Genußmittel 1912, S. 73. Aus Natur und Geisteswelt. (Leipzig, B. G. Teubner.) — Günther, Ad. und Marschner: Weingesetz vom 7. 4. 09. Vom techn. u. jurist. Standpunkt erläutert. 1910. (Berlin, Carl Heymann.) — Günther, Ad.: Die Gesetzgebung des Auslandes über den Verkehr mit Wein. 1910. (Berlin, Carl Heymann.) (S. 26, 29, 84. Vielfach: 20 mg freie und 200 mg Gesamt-SO_2 als Grenzzahlen.) — Ergänzungsheft. 1913. (Ebenda.) S. 13. Frankr.: 100 mg freie, 450 mg Gesamt-SO_2 mit 10% erlaubter Abweichung. S. 26, 27, 55.

Gesetzgebung.

Weingesetz. Vom 25. 7. 30 (RGesuBl. S. 646).

Verordnung zur Ausführung des Weingesetzes. Vom 16. 7. 32 (RGesuBl., 3. Beiheft, S. 25).

Nachträglich.

Anordnung Nr. 41 d. Hauptvereinigung d. deutsch. Weinbauwirtsch., betr. Herstellung von Traubensüßmost, Traubensüßmost-Schorle und Traubendicksaft. Vom 22. 5. 41 (RGesuBl. S. 475).

Herstellung von Traubensüßmost.

§ 3 Abs. 1: Die Kellerbehandlung schließt alle kellertechnischen Maßnahmen nach der Gewinnung der Trauben bis zur Abgabe des Traubensüßmostes an den Verbraucher ein. Abs. 2: Die Kellerbehandlung richtet sich nach § 4 des Weingesetzes vom 25. 7. 30 und nach Artikel 4 Abs. 2 der VO. vom 16. 7. 32. Es ist gegenwärtig u. a. gestattet: Das Schwefeln mittels bestimmter Verfahren, sofern die in 1 l der Flüssigkeit gelangende Gesamtmenge von SO_2 nicht mehr als 125 mg in dem verkaufsfertigen Traubensüßmost beträgt.

Urteil d. Landger. Mainz, 2. Strafk., vom 8. 3. 40: Die übermäßige Schwefelung (das sogen. „Stummbrennen" „zum Zwecke der Abtötung der Gärpilze" und Süßerhaltung von Wein) ist nicht gestattet. Der Angeklagte hatte zur Entschleimung und zur Süßerhaltung des Weins „mehr Schwefel benutzt, als an sich für die Reinigung des Mostes von Schmutzstoffen nötig gewesen wäre" („stärkere", „übermäßige" Schwefelung) (RGesuBl. 1941, S. 519).

Anschrift des Verfassers: Prof. Dr. E. Rost, Oberregierungsrat a. D., Heidelberg, Werderstraße 80. — Gutachten v. 3. 6. 1941.

(Aus dem Institut für gerichtliche Medizin der Universität Heidelberg. Mit der Leitung beauftragt: Dozent Dr. H. Elbel.)

Tödliche medizinale Pantocain-Vergiftung

Von Herbert Elbel.

Die Beurteilung von Todesfällen bei Lokalanästhesien ist, ganz abgesehen von den sachlichen Schwierigkeiten, ein sehr unerfreuliches Aufgabengebiet. Gerade wegen der oft schweren Folgen und wegen des fast immer zunächst unklaren Tatbestandes hat man an die Aufklärung mit besonderer Sorgfalt heranzugehen. Von klinischer Seite begnügt man sich vielleicht zu rasch mit einem non liquet oder mit der Annahme einer besonderen Empfindlichkeit, für die man dann auch nicht selten eine morphologische Grundlage findet: gerade dem gerichtlichen Mediziner bietet sich bei plötzlichen Todesfällen mit zunächst nicht genügend geklärter Kausalität relativ oft das suggestive Bild einer Thymushyperplasie mit geringerer oder größerer Ausprägung der bekannten Begleitbefunde dar. Wie vorsichtig man bei der ursächlichen Bewertung derartiger Stigmata besonderer Anfälligkeit sein muß, hat u. a. A. M. Marx ausgeführt.

Einen sehr eindrucksvollen Beitrag zu diesem Thema lieferte Schoen hinsichtlich der medizinalen Pantocainvergiftung. Er stellte die 21 mitgeteilten Fälle zusammen und kommt nach kritischer Würdigung zu dem Schlusse, daß unter diesen Fällen kein einziger ist, in dem eine Überempfindlichkeit gegen Pantocain oder die tödliche Wirkung einer therapeutischen Dosis als erwiesen anzusehen ist: stets war entweder die Dosis nicht nach Vorschrift oder es fehlte der Adrenalinzusatz, oder es wurde eine zu konzentrierte Lösung (z. B. für die verletzte Urethra) angewandt oder es war (Lumbalanästhesie) die Lagerung falsch. Ganz entsprechend äußert sich auch Oettel: bei Vorgehen nach der Vorschrift dürften nach den bisherigen Erfahrungen Vergiftungen völlig unmöglich sein. Und Frenzel teilt mit, daß ihm auf Anfrage von dem Vertreter der I. G. Farbenindustrie, welche das Pantocain herstellt, versichert worden sei, alle bisherigen sogenannten unaufgeklärten Pantocainvergiftungen seien mit Lösungen erfolgt, denen entgegen der Vorschrift kein Adrenalin (Suprarenin, Corbasil usw.) zugesetzt gewesen sei.

Diese Voraussetzungen bestimmten die Beurteilung eines Vergiftungsfalles, über den wir für die Staatsanwaltschaft in F. ein Gutachten zu erstatten hatten. Es handelte sich um folgendes:

Die 19jährige H. M. sollte tonsillektomiert werden. Der behandelnde Facharzt war körperlich behindert und ließ den Eingriff in dem kleinen Krankenhause seiner Stadt von einer Kollegin Dr. X. ausführen, welche langjährige Assistentin an der Hals-Nasen-Ohrenabteilung des Großkrankenhauses einer benachbarten Stadt war. Dr. X. tonsillektomierte an dem festgesetzten Tage für den erkrankten Kollegen zuerst einen Mann unter Novocainanaesthesie. Bei dem Mädchen wollte sie — wie sie sagte, „mit Rücksicht auf die Patientin“ — Pantocain verwenden. Sie fragte die ihr assistierende (zum Kleinkrankenhaus gehörende) Schwester, ob 2prozentiges Pantocain vorhanden sei. Die Schwester erklärte, sie hätte eine 1prozentige Lösung. Dr. X. ließ sich diese geben und spritzte davon etwa 20 cm^3 ein. Die H. M. wurde zur Seite gesetzt; gleich darauf bekam sie „Zuckungen“, nach ganz kurzer Zeit trat der Tod ein. Bei der Leichenöffnung fanden wir einen 1:10:15 cm großen Thymus, eine starke Blutfülle der inneren Organe, Feuchtigkeitsvermehrung des Gehirns, sonst nichts Auffallendes. Bei den nun folgenden Vernehmungen erklärte die Ärztin u. a. folgendes: sie hätte schon an die tausend Tonsillektomien ausgeführt, ohne je einen Zwischenfall zu haben. Die Lokalanästhesie erfolge im eigenen Krankenhause mit Pantocain, die Lösung sei ihr stets fertig hingestellt worden und sie habe erst nachträglich festgestellt, daß diese Lösung einpromillig ist. Sie habe sich darauf verlassen, daß man ihr in dem Gastkrankenhause die richtige Lösung reichen werde, sie verwende bei Vertretungen stets die am Orte der Vertretung üblichen Lösungen, es wäre zu umständlich, wenn man sich jedes Mal andere Verdünnungen herstellen lassen wollte. Sie habe dem Pantocain auch bewußt kein Adrenalin zugesetzt, weil ihr bekannt sei, daß man die gelegentlich vorkommenden Todesfälle auf das Adrenalin zurückführe. Die Untersuchung der verwendeten Lösung (Dr. Riechert, Pharmakologisches Institut Heidelberg) ergab einen Gehalt von etwa 0,45% Kochsalz, von rund 1 Prozent Pantocain; Adrenalin konnte nicht nachgewiesen werden.

Für die Frage des Kausalzusammenhanges war also davon auszugehen, daß 20 cm^3 einer einprozentigen Pantocainlösung ohne Adrenalinzusatz eingespritzt worden waren. Für die Beurteilung der Fahrlässigkeit war es entscheidend, ob die Nichtanwendung der richtigen Konzentration und die Unterlassung des Adrenalinzusatzes ein schuldhaftes Nichtwissen darstellen und ob die Kollegin ihre Sorgfaltspflicht nicht dadurch verletzt hat, daß sie sich auf die ihr von der Schwester des Gastkrankenhauses übergebene Lösung verlassen hat. Gerade wegen der Verschuldensfrage ist es in einem derartigen Falle erforderlich, nicht nur den objektiven Stand der einschlägigen Kenntnisse, sondern auch deren Verbreitung und Zugänglichkeit sorgfältig zu ermitteln.

Pantocain wurde im Jahre 1929 als „Präparat 2593" in den I. G. Laboratorien hergestellt und zunächst verschiedenen Kliniken zur Prüfung übergeben. Die pharmakologischen Eigenschaften, welche im Höchster Laboratorium festgestellt worden waren, konnten bestätigt werden. Schaumann (I. G. Labor.) hatte für das Kaninchen die intravenös toxische Dosis mit 6—8 mg/kg, für die Maus mit 10—12 mg/kg bestimmt, subcutan betrugen die Zahlen 20 bzw. 40—50 mg/kg. Vergleichsweise verhielt sich die Giftigkeit folgendermaßen:

	Novocain	Cocain	Pantocain
intravenös	1 (11)	3 (40)	9 (100)
subcutan	1	8	20

Daraus ergibt sich auffallenderweise, daß das Pantocain intravenös nur neunmal, subcutan jedoch zwanzigmal so giftig ist wie das Novocain. Bereits Fußgänger und Schaumann haben das auf die hohe Resorptionsgeschwindigkeit bei Pantocain zurückgeführt und auch den Beweis dafür erbracht, indem sie die Giftigkeit des Pantocain durch Adrenalinbeigabe (für die subcutane Anwendung) ganz wesentlich herabmindern konnten: bei 5 Tropfen Suprarenin 1 : 1000 auf 10 ccm 0,5 prozentige Pantocainlösung stieg die dosis letalis im Tierversuch auf das fünffache. Nach einer Zusammenstellung, die sich bei Wiedhopf und auch bei Hirsch findet, verhielten sich die absoluten tödlichen Dosen im Tierversuch (mg/kg) vergleichsweise wie folgt:

	Novocain	Cocain	Percain	Pantocain
intrav.	55—60	7,5	2—4	6—10
subc.	450	75	5—10	20—30

Auch hier zeigt sich beim Pantocain die relativ geringe Spanne zwischen subcutaner und intravenöser dosis letalis. Das Verhältnis beträgt für das Pantocain 1 : 3, für das Novocain 1 : 9; Fussgänger und Schaumann fanden die Proportionen 1 : 3 und 1 : 7, Wilkmann 1 : 3 und 1 : 8. Noch giftiger erschien das Pantocain bei einer Untersuchung von Laubender und Ost: 15 mg/kg töteten alle Versuchstiere (Kaninchen), bei 4 mg/kg intravenös starben auch schon einige Tiere. Laubender und Ost haben allerdings ziemlich rasch einströmen lassen (2 mg/kg pro Minute), es kann also auch hieraus auf eine äußerst gute Resorbierbarkeit des Pantocain geschlossen werden. Weitere Angaben über die Toxizität des Pantocain macht Pfitzner. Seine Verhältniszahlen betragen

	Novocain	Percain	Pantocain
intrav.	60	1,6	10,
subc.	400	10	30,

stimmen also mit den bisherigen Angaben überein. Von pharmakologischer Seite (Eichholtz und Hoppe) wurde ferner folgende Giftigkeitsskala aufgestellt:

Novocain	Tutocain	Cocain	Pantocain
0,2	0,77	1,0	7,1

Nach einer nur im Referat zugänglichen Arbeit haben Donatelli und Abbate die Reihenfolge der Giftigkeit mit

Novocain	Cocain	Pantocain
0,051	0,16	0,0055

bestimmt. Auch nach Frugoni (Referat) steigt die Toxizität in der Reihenfolge Novocain, Stovain, Cocain, Pantocain, Percain.

Das Pantocain ist also um ein Vielfaches giftiger als das Novocain. Nach Entgiftungsversuchen von Wilkmann wird es auch etwas langsamer entgiftet als Novocain, Tutocain und Larocain. Trotzdem gilt, besonders bei den Klinikern, das Pantocain als besonders ungiftig (Oettel u. a., persönliche Mitteilung von Prof. Eichholtz). Diese Ansicht ist auch nicht etwa falsch, obwohl sie z. B. durch kritikloses Lesen des Lehrbuches von Meyer-Gottlieb sowohl hinsichtlich der absoluten als auch der relativen Toxizität entstehen könnte. Im Mayer-Gottlieb heißt es nämlich, alle Kokainersatzmittel sind weniger giftig als das Kokain. Für die Anaesthetika, auf welche sich diese Bemerkung bezieht, trifft dies auch zu; damals hat es aber weder Percain noch Pantocain gegeben (1921), die Untersuchung bezieht sich lediglich auf Novocain, Stovain, Alypin, Eucain B und Tropacocain. Man muß selbstverständlich zwischen absoluter und relativer Giftigkeit streng trennen. Die relative Giftigkeit des Pantocain ist nun tatsächlich geringer als die aller anderen bekannten Anaesthetika. Relativ heißt: im Verhältnis zur Wirksamkeit. Zahlenangaben darüber finden sich bei Schmidt bzw. Runge und Schmidt und bei Kochmann und Nabe. Schmidt hat den „Wert" mehrerer Anaesthetika als den Quotienten $\frac{\text{tödliche Dosis}}{\text{wirksame Konzentration}}$ bestimmt und fand dabei

	Novocain	Tutocain	Percain	Pantocain
subcutan	400	400	100	400
intravenös . . .	60	60	20 (25)	100 (80)

Kochmann und Nabe fanden diesen Quotienten wesentlich anders:

Cocain	Novocain	Tutocain	Percain	Pantocain
0,1	0,4	3,2	3,0	3,75,

jedenfalls geht aber daraus erst recht der „Wert" des Pantocain hervor. Die Ansicht von der Ungefährlichkeit des Pantocain besteht also mit der Einschränkung zu Recht, daß sie nur bei Einhaltung der gerade wirksamen Dosis gilt.

Es würde nun natürlich interessieren, wie hoch die toxischen Dosen für den Menschen sind. Erklärbarerweise liegen darüber keine verwertbaren Erfahrungen vor, und wenn Laubender neuerdings Zahlenangaben macht, so halten diese einer Prüfung nicht nur nicht stand, sondern es muß eindringlich vor den ganz falschen Zahlen Laubenders gewarnt werden: er gibt nämlich ausdrücklich für den Menschen als tödliche Dosis intravenös 6—8 mg an und bezieht sich dabei auf Fussgänger und Schaumann und auf eine Arbeit von ihm selbst mit Ost. In beiden Arbeiten handelt es sich aber um Versuche an Kaninchen. Die subkutane dosis letalis beträgt für den Menschen nach Laubender 8 mg. Zwar wurde schon ausgeführt, daß die Spanne zwischen intravenöser und subcutaner Anwendung beim Pantocain auffällig gering ist, immerhin beträgt sie 1 : 3 und dafür sind die Tierversuche ein vergleichbares Material. Bei Laubender wäre das Verhältnis intravenös zu subcutan wie 1 : 1; das ist ganz unwahrscheinlich. Er bezieht sich dabei auf eine Angabe von Wagner, der einen Todesfall nach Infiltration von 0,5 g Pantocain in einprozentiger Lösung mitteilt, einen klaren Überdosierungsfall (Oettel spricht hier von einer „ungeheueren" Dosis). Für die Oberflächenanaesthesie wird von Laubender schließlich die dosis letalis von 2 mg genannt. Nachschau bei der hierfür angeführten Literaturstelle (Cazzaniga) ergibt, daß hier eine zweiprozentige Lösung, offensichtlich ohne Adrenalin, angewandt wurde[1]. Daß aber gerade die Konzentration und der Adrenalinzusatz ausschlaggebende Faktoren für die Giftigkeit sind, ergibt sich aus den nun folgenden Ausführungen.

Die Giftigkeit eines Anaesthetikums ist nach Braun (neuere Arbeiten von Lendle und von Laubender) abhängig von der angewandten Konzentration, von der Resorptions- und Eliminationsgeschwindigkeit und von der individuellen

[1] Koenen zitiert Haupt, welcher die tödliche Dosis mit 1,5 g angegeben haben soll, ferner einen Vergiftungsfall von Willhaus und Becker nach 1 g. Leider gibt Koenen keinen Literaturhinweis für diese sicher nicht zutreffenden Dosen.

Empfindlichkeit. Für das Cocain ist der toxizitätssteigernde Einfluß zunehmender Konzentration schon lange bekannt: Custer fand bei sonst gleicher Versuchsanordnung 5 prozentige Lösungen fünfmal so giftig wie 0,2 prozentige. Laubender sagt das gleiche in seinem Handbuchbeitrag, er bezieht sich allerdings dabei auf Schwartz und Klotz, welche genau das Gegenteil gefunden haben. Für das Pantocain hat Schmidt die vermehrte Giftigkeit höherer Konzentrationen nachgewiesen. Bereits bei der von der I. G. veranlaßten Prüfung des Pantocain durch mehrere Kliniken vor seiner endgültigen Einführung war von der Firma für die Infiltration eine 0,5 promillige (Ernst), für die Oberflächenanästhesie eine 1 prozentige Lösung empfohlen worden. Besonders brauchbar sollte das Pantocain für die Oberflächenanaesthesie sein, für welche im Gegensatz zur Infiltrations- und Leitungsanaesthesie, bei denen das Novocain das Feld erobert hatte, die Frage nach einem Ersatz des Cocains noch nicht befriedigend geklärt war. Bald erschienen zahlreiche Berichte über gute Erfolge mit dem neuen Präparat, besonders in der laryngologischen Literatur, wo es sowohl zur oberflächlichen Betäubung (Hainebach, Hirsch, Riecke, Singer, Stamberger, Theissing, Tobeck) als auch zur Tiefenanwendung (Gaus, Güssow, Runge und Schmidt) empfohlen wurde, obzwar einige der Autoren keinen Anlaß fanden, für die Infiltration von dem bewährten Novocain abzugehen (Riecke, Theissing, Tobeck). Die für die Oberflächenanästhesie verwendeten Konzentrationen werden zwischen 1 und 2 Prozent angegeben, für die Infiltration mit 1 Promille. Die gleichen Konzentrationen und Anwendungsprinzipien bewährten sich in der Augenheilkunde (Gebb, Glees, v. Herrenschwandt, Hoffmann, Jahnke, Luntz, Marx, Reible, Rauh, Stock). Andere Arbeiten, vorwiegend aus Kreisen von Chirurgen (Ernst, Kiess, Payr, Pfitzner, Schmidt, Schmidt und Borgard, Wiedhopf) erwiesen die Anwendbarkeit für weitere Zwecke, so vor allem in der Urologie und für die Lumbalanaesthesie. Diese hatte seit ihrer Einführung durch Bier wegen der häufigen Zwischenfälle wieder strak an Beliebtheit eingebüßt und feierte (vom Ausland her) gerade eine Art Wiederauferstehung. Schmidt machte zuerst Versuche mit einer 1 prozentigen wäßrigen Pantocainlösung, da sie sich nicht bewährte, wurde auf seine und Payrs Veranlassung von der I. G. ein Spezialpräparat Pantocain „L" (ursprünglich Pantospinocain) hergestellt. Da aber nach den ersten Empfehlungen (Hillebrand, Killian, Pfitzner) die unliebsamen Störungen (Kiess) und auch schwere Zwischenfälle (s. weiter unten) immer noch auftraten, wurde das Pantocain „L" später wieder aus dem Handel gezogen und durch ein Trockenpräparat ersetzt.

Gute Erfolge wurden auch bald aus dem Auslande (Ikeda, Karpati, Klimko, Laszlo, Marri, Melchior, Schuberth, Tanaka) und aus der Veterinärmedizin (Reinhardt) berichtet. Übereinstimmend wird die zur Infiltration ausreichende Konzentration mit höchstens 1 Promille, für die Oberflächenanaesthesie mit 1—2 Prozent angegeben. Diese Konzentrationen waren auch als fertige Lösungen im Handel; mit Rücksicht auf die hohe absolute Giftigkeit wurde wiederholt auf die sorgfältige Beachtung der richtigen Verdünnung hingewiesen und die I. G. färbte die 1 proz. Lösung blau, um Verwechslungen zu verhindern (Güssow, Schmidt und Borgard). Auch heute noch wird auf den Prospekten, auf den Packzetteln, auch im Bayerjahrbuch (1941), ausdrücklich für die Infiltration eine 1 promillige, für die Oberflächenanaesthesie eine 1 prozentige Lösung vorgeschrieben, es sind auch Rezepte für die Herstellung von Lösungen aus den heute fast ausschließlich im Handel befindlichen Tabletten gegeben. Um so bedauerlicher ist es, wenn in der Literatur wiederholt falsche Angaben stehen: Gauss gibt die Verdünnungsvorschrift: 10 Tabletten à 0,1 ad 100 NaCl = 1 Promille Auch Gebb schreibt zwischen sonst richtigen Angaben einmal Prozent statt Promille. Für ganz besonders gefährlich halte ich eine falsche Dosierungsvorschrift, welche im Gehekodex (1937 S. 1229) steht; es wird 1 prozentiges Pantocain zur Infiltration empfohlen. In der neuesten Auflage des Poulssenschen Lehrbuches findet man folgendes: Pantocain ist zwanzigmal giftiger als Novocain; zur Infiltrationsanaesthesie verwendet man eine 0,5—1 prozentige Lösung, zur Leitungsanaesthesie eine Lösung von 1—2 Promille Dieser Fehler ist schon in der vorhergehenden Auflage vorhanden. Ferner schreibt Wagner in einer kasuistischen Mitteilung: die Firma empfiehlt zur Infiltrationsanaesthesie eine einprozentige Lösung, wovon 100—200 cm³, also (!) 0,1—0,2 g, ohne Schaden gespritzt werden können. Schließlich ist die gleiche falsche Konzentration (einprozentig zur Infiltration) zweimal im Zentralblatt für Ohrenheilkunde (Ikeda, Tanaka) referiert. Wenngleich es sich bei allen 7 Fällen wohl nur um Druck- bzw. Korrekturfehler handeln dürfte, so sind derartige Fehler bei einer toxikologischen Angabe doch dringend zu beanstanden: es könnte sich tatsächlich ein Arzt, Apotheker oder dergleichen auf diese Weise eine falsche Information beschaffen, zumindest aber könnte sich ein Beschuldigter in einem Gerichtsverfahren auf eine derartige Literaturstelle (Gehekodex, Poulssensches Lehrbuch) berufen.

Die zulässige Höchstkonzentration für die Infiltrationsanaesthesie ist also ein Promille. Die aufgezählten Mitteilungen bringen schon in den ersten Jahren nach der Einführung des Pantocain Zehntausende von Fällen, in denen bei richtiger Dosierung niemals ein Schaden aufgetreten ist. Bei zu hoher Konzentration wird aber nicht nur ein Vielfaches der üblichen absoluten Menge des Giftes zugeführt, sondern es wird dadurch auch die Resorption vermehrt. Diese grundsätzliche Feststellung ist einer der Hauptpunkte der Braunschen Lehre. Bei unveränderter Elimination muß vermehrte Resorption zu einer Giftanhäufung führen. Nun ist bei Pantocain sowohl die Resorptionsneigung sehr groß, daher auch die schon erwähnte besonders geringe Spanne zwischen subcutan und intravenös toxischer Dosis, als auch die Elimination etwas langsamer (Wilkmann; nach Schaumann bedeutend langsamer) als etwa bei Novocain. Der Lehrsatz, daß die Resorptionsgröße das entscheidende Maß des Vergiftungsgrades ist, gilt also für Pantocain ganz besonders.

Außer der vermehrten Konzentration spielen für die Resorptionsquote bzw. für die Giftanhäufung noch zwei weitere Faktoren eine Rolle, nämlich das Tempo der Zufuhr und die örtlichen Resorptionsbedingungen. Speziell für das Pantocain haben Laubender und Ost nachgewiesen, daß die Toxizität bei rascherer Injektion schnell steigt und von klinischer Seite warnt Schmidt besonders vor raschem Anaesthesieren des Kehlkopfes. Was die örtlichen Resorptionsverhältnisse betrifft, so ist es bekannt, daß in der Geschichte der Anaesthesiezwischenfälle die Tonsillektomien eine besondere Rolle spielen, so z. B. stellt Seeger 64 Todesfälle nach Novocain zusammen, wovon sich nicht weniger als 23 bei Tonsillektomien ereigneten. Seeger meint, es müßte sich dabei nicht um besonders günstige Resorptionsbedingungen handeln und hält eine örtliche Einwirkung auf die Blutdruckzügler für möglich. Nun ist allerdings gerade das Pantocain nach Untersuchungen von Wiedhopf u. a. (Quaddelversuch) in physiologischer Kochsalzlösung örtlich ganz reizlos, es verursacht eine geringere Gefäßdilatation als andere Anaesthetika (Schmidt; aus ophthalmologischen Kreisen wird allerdings mehrfach von Hyperaemien berichtet, s. dazu auch Klimko). Seeger meint, die bei den Zwischenfällen beobachteten Krämpfe könnten dann eine Folge der Hirnanaemie sein. Da sich aber die klinischen Erscheinungen nach Tonsillektomiezwischenfällen nicht im geringsten von denen bei Vergiftungen von anderen Körperregionen aus unterscheiden, erscheint Seegers Annahme eines besonderen Mechanismus der Schädigung bei Tonsillektomien wenig gestützt. Wie es sich nun allerdings verhält, wenn, wie in dem von uns zu beurteilenden Falle, die Auflösung des Pantocain in einer anisotonischen Kochsalzlösung von 0,45% erfolgt, ist fraglich. Jedenfalls ist aber festgestellt, daß die Halsgegend bei Infiltrationsanaesthesien zu besonderer Vorsicht verpflichtet.

Der entscheidende Einfluß auf die Resorption wird bei der Lokalanaesthesie durch den Zusatz von Adrenalin (Suprarenin oder eines der neuen Mittel: Corbasil) ausgeübt. Die Wirkungsweise des Adrenalins (Braun) ist eine mehrfache: längeres Anhalten der Anaesthesie, Erhöhung des anaesthesierenden Effektes, Minderung der Giftigkeit, alle diese Effekte werden im wesentlichen durch die örtliche Kreislaufwirkung des Adrenalins hervorgerufen, nämlich durch die Gefäßkontraktion (es ist allerdings auch noch ein anderer Mechanismus vorhanden, denn Esch konnte mit einer Versuchsanordnung, bei welcher der Umweg über die Gefäße auszuschalten war, ebenfalls eine Wirkungssteigerung durch Adrenalin erzielen). Die Anaemisierung vermindert gleichzeitig die Blutung. Da im Gegensatz zu Cocain alle „Ersatzpräparate" mehr oder weniger dilatatorisch wirken, ist bei ihnen der Adrenalinzusatz unbedingt erforderlich, zumindest was die Infiltrationsanaesthesie betrifft. Aus fast allen schon angeführten klinischen Erfahrungsberichten geht auch ausdrücklich hervor, daß die leistungsverbessernde Wirkung des Suprareninzusatzes speziell auch für das Pantocain bestätigt werden konnte. Wie schon erwähnt, haben bereits Fussgänger und Schaum a n n neben der Leistungssteigerung eine Herabsetzung der Toxizität des Pantocain durch Adrenalin bei subcutaner Zufuhr um das Fünffache bewiesen; diese Toxizitätsminderung war stärker als bei Kontrollpräparaten, eben wegen der besonders guten Resorbierbarkeit des Pantocain, dessen etwa im Vergleich zum Novocain höhere absolute Giftigkeit ja im wesentlichen auf dieser Eigenschaft und weniger auf der langsameren Entgiftung beruht (W i l k m a n n).

Es interessiert nun auch noch die Frage der Schädigung durch Adrenalin. So wurde doch z. B. gerade in unserem Falle von der beschuldigten Ärztin eingewandt, sie hätte den Adrenalinzusatz absichtlich unterlassen, denn es sei ihr bekannt, daß man die gelegentlichen Zwischenfälle auf das Adrenalin zurückführt. Tatsächlich ist schon 1904 eine Toxizitätssteigerung bei Lokalanaesthesie durch Adrenalin behauptet worden (T h i e s s), allerdings bei intraduraler Anwendung; B r a u n bezweifelt diese Kombinationswirkung mit einleuchtender Begründung, aber die Untersuchungen von E i c h h o l t z und H o p p e haben ihm wohl endgültig unrecht gegeben. Diese Autoren haben festgestellt, daß die Toxizitätszunahme durch Adrenalin bei Pantocain etwa 100% betrug, bei den anderen Betäubungsmitteln wesentlich mehr. Da aber bei subcutaner Anwendung die relative (unter Berücksichtigung der verminderten dosis efficax) Giftigkeit aller Anaesthetika, auch des Pantocains, durch Adrenalinbeifügung sinkt, kann die absolute Giftigkeitszunahme unberücksichtigt bleiben: sie wird durch die resorptionshemmende Wirkung des Zusatzes nicht nur aufgehoben, sondern in eine verminderte Giftigkeit verwandelt. Wenn für das Novocian diese Wirkungsweise auch nicht nachgewiesen ist (J u n g), so gilt es doch für das Pantocain, wobei zwei experimentelle Befunde von entscheidender Bedeutung sind: die außerordentlich starke Entgiftung durch Adrenalin bei subcutaner Anwendung (F u s s g ä n g e r und S c h a u m a n n) und die relativ geringe Toxizitätssteigerung durch Adrenalin bei intravenöser Verabreichung, also bei 100 proz. Resorption (E i c h h o l t z und H o p p e). Je weniger die absolute Giftigkeit gesteigert wird, desto stärker tritt die resorptionshemmende Wirkung als Entgiftung in Erscheinung. Die Kombination mit Adrenalin ist also bei keinem Anaesthetikum so wichtig wie beim Pantocain. Man hat nun allerdings „unaufgeklärt“ gebliebene Novocainzwischenfälle wiederholt auf eine Überempfindlichkeit gegen das Adrenalin zurückgeführt. Für besonders gefährdet werden in dieser Hinsicht Menschen mit Dysthyreosen gehalten (z. B. K i r s c h n e r, auch das zahnärztliche Schrifttum). Nicht zu übersehen ist in all diesen Fällen die entscheidende Bedeutung einer auch nur geringen Überdosierung, wenn nicht gar ganz grobe Fehler unterlaufen sind, z. B. Lösung des Novocains in der Adrenalinstammlösung 1 : 1000, wie wir es vor einiger Zeit erlebt haben (siehe dazu auch M a y e r und B e r g und das bekannte Reichsgerichtsurteil vom 6. 6. 1932, 3 D 342/32). Bei allen 18 bisher mitgeteilten Pantocaintodesfällen kann das Adrenalin keine Rolle gespielt haben, ganz im Gegenteil, die (F r e n z e l) Behauptung des Vertreters der Herstellerfirma, daß die Ursache der Zwischenfälle stets im Adrenalinmangel zu erblicken sein dürfte, findet bei Analyse der einzelnen Fälle teilweise ihre volle Bestätigung.

Wie schon eingangs erwähnt wurde, hat S c h o e n 21 Vergiftungen mit 18 Todesfällen zusammengestellt und kritisch besprochen. Es kann daher bezüglich dieser Fälle auf die Arbeit von S c h o e n verwiesen werden. Wesentlich ist seine Feststellung, daß in keinem der Fälle ein Fehler bei der Anwendung ausgeschlossen werden kann, abgesehen von den Lumbalanaesthesien, die für unsere Betrachtung überhaupt ausscheiden, weil dabei ganz unabhängig von der Art des angewandten Anaesthetikums stets wieder Zwischenfälle berichtet werden, sich also eine evtl. kausale Bedeutung des Pantocain niemals mit Sicherheit nachweisen läßt.

Wir können den S c h o e n schen Fällen noch einige weitere hinzufügen:

1. P f i t z n e r: Todesfall nach Lumbalanaesthesie, der Autor berichtet, daß der Patient falsch gelagert wurde.

2. S c h u b e r t: schwere Vergiftung bei einer geburtshilflichen Lumbalanaesthesie.

3. und 4. F a s s e l t: Anaesthesie zur Bronchoskopie.

3.: 29 Jahre alte Frau. Verwendet wurde eine 2 proz. Pantocainlösung, der Corbasil im Verhältnis 1 : 4 zugesetzt war. Es wurde teils gepinselt, teils eingeträufelt. Verbrauch höchstens 6 cm³. Nach einigen Minuten traten tonische Krämpfe der Körpermuskulatur auf, die Patientin war ansprechbar, reagierte jedoch sehr langsam. Nach einer Viertelstunde waren die Erscheinungen abgeklungen.

4 : 9 jähriges Mädchen In diesem Falle mußte noch einmal nachaesthesiert werden, so daß nach F a s s e l t die Menge von 6 cm^3 2 proz. Lösung überschritten worden sein dürfte. Das Kind bekam ebenfalls Krämpfe der Körpermuskulatur, Verdrehen der Augen, klonische Krampfanfälle, Aussetzen der Atmung, Blauwerden, Schaum vor dem Mund, Zungenbiß, Einnässen. Die Bewußtlosigkeit hielt 20 Minuten an, in der Folge trat noch eine Bronchopneumonie auf. Restitutio ad integrum.

Zu diesen beiden Fällen meint F a s s e l t , es seien dies die ersten Beobachtungen von Vergiftungen trotz Zusatzes von Corbasil. Es sei bei dem in der betreffenden Klinik geübten Verfahren ganz ausgeschlossen, daß man auf den Zusatz vergessen könne, allerdings müsse er gerade bei diesen beiden Fällen auf Grund einer nachträglichen Ermittlung zugeben, daß zur Einleitung der Anaesthesie ein 2 proz. Spray ohne Zusatz angewandt wurde. Also: zuerst 2 proz. Spray ohne Zusatz, dann bis bzw. über 6 cm^3 2 proz. Pantocain mit Corbasil; wenn man berücksichtigt, daß die Herstellerfirma ausdrücklich das Rezept „zur Oberflächenanaesthesie 1—2 proz., 1—2 cm^3“ gibt (O e t t e l), so besteht auch in den beiden Fällen F a s s e l t s durchaus nicht die Notwendigkeit, an eine Überempfindlichkeit als entscheidenden Faktor zu denken. F a s s e l t selbst meint, das Pantocain könne eben doch nicht in unbeschränkten Mengen angewandt werden. Er empfiehlt auch die Anwendung von Adrenalin statt des weniger energisch gefäßkontrahierenden Corbasils; dadurch wird von klinischer Seite die Gefahr bestätigt, welche in der raschen Resorption des Pantocain gelegen ist.

5. Während also die zwei Fälle F a s s e l t s wie alle übrigen ohne Zurückgreifen auf mehr oder weniger hypothetische Mechanismen zu erklären sind, macht in dieser Hinsicht ein im Anschluß an den Vortrag von F a s s e l t durch H e e r m a n n mitgeteilter Zwischenfall schon mehr Schwierigkeiten; bei einem Manne wurde zwecks Tonsillektomie eine Infiltrationsanaesthesie mit 10 cm^3 „$1^1/_4$ promilliger Pantocainlösung + Adrenalin“ ausgeführt. Es traten schwerste Krämpfe und ein „Tobsuchtsanfall“ auf, vorübergehender Atemstillstand, Bewußtlosigkeit von 3 Stunden, 10 Stunden Schlaf, Amnesie. H e e r m a n n denkt an Überempfindlichkeit oder an eine versehentliche intravenöse Injektion. Die Mitteilung ist in dem Bericht über die fragliche Sitzung nur ganz kurz referiert, so daß eine genaue Analyse nicht möglich ist. Jedenfalls ist in fast allen Vergiftungsfällen z u n ä c h s t eine Überempfindlichkeit angenommen worden und erst die Nachprüfung hat die Anhaltspunkte für die wirklichen Zusammenhänge geliefert. Es ist bedauerlich, daß gerade dieser Fall keiner Prüfung zugänglich ist, weil es sich um den einzigen Tonsillektomiezwischenfall handelt, zumindest um den einzigen, der vorläufig mitgeteilt wurde.

6. In der gleichen Aussprache gelangten noch zwei weitere Vergiftungsfälle zur Mitteilung, welche tödlichen Ausgang hatten. Über den einen berichtet S e i f e r t h , daß bei einer 42 jährigen Frau zur Oesophagoskopie die „übliche“ Schleimhautanaesthesie ausgeführt wurde. Tod nach 10 Minuten. Bei der Sektion wurde ein ausgeprägter Status thymicolymphaticus festgestellt, sodaß S e i f e r t h die Todesursache für genügend geklärt hielt. Mit der lakonischen Angabe „üblich“ ist nichts anzufangen, der Fall ist also leider für eine kritische Beurteilung ungeeignet. Es ist gerade hier z. B. die wichtige Frage nicht geklärt, eine wie große Menge des Anaesthetikums verwendet wurde und in welchem Tempo die Anaesthesie erfolgt ist. Bereits R u n g e und S c h m i d t haben ausdrücklich darauf aufmerksam gemacht, daß bei Kehlkopfanaesthesien das Pantocain auf keinen Fall zu rasch eingebracht werden dürfte.

Die andere Vergiftung beobachtete L o e b e l l. Es handelt sich hier um den Fall 20 von S c h o e n: 2,5 proz. Lösung, 6—7 cm^3; Suprareninzusatz konnte bei der chemischen Untersuchung nicht nachgewiesen werden. Der Gutachter (W a g e n e r) hat sich zwar gegen ein Verschulden des Arztes ausgesprochen, S c h o e n weist aber mit Recht auf die hohe Konzentration und den Adrenalinmangel hin, welcher übrigens von dem beschuldigten Arzt teilweise zugegeben wurde.

7.: Dieser Fall ist von O e t t e l mitgeteilt und besprochen. Es wurden 3 cm^3 2 proz. Pantocain ohne Adrenalin in die verletzte Harnröhre eingebracht. Die von der Herstellerfirma für diesen Zweck angegebene Konzentration beträgt 1—2 Promille. Die Gleichartigkeit dieses Falles mit denen von B a u m e c k e r, M a s i n g und K n e p p e r (bei S c h o e n besprochen) ist offensichtlich. Es besteht kaum ein

Zweifel, daß es von der Wundfläche aus zu einer begierigen Resorption der 10fach zu stark konzentrierten Lösung gekommen ist. Die Tatsache, daß, wie Masing u. a. berichten, 2 proz. Lösungen in die Harnröhre oft auch ohne nachteilige Folgen eingebracht worden sind, spricht durchaus nicht gegen die deletären Folgen eines solchen Vorgehens bei verletzter Harnröhre. Schmidt hat ausdrücklich vor Pantocainanaesthesie bei Blutung aus der Urethra gewarnt.

8.: Oettel berichtet von einer weiteren, ihm bekanntgewordenen tödlichen Vergiftung. Es war eine Oberflächenanaesthesie durch Betupfen des Rachens mit etwa 15 ccm 2 proz. (0,3 g) Lösung ausgeführt worden. Exitus letalis nach 30 Minuten. Hier liegt eine offensichtliche Überdosierung vor, Oettel meint außerdem, daß kein Adrenalin zugesetzt gewesen sein dürfte.

9. Einen weiteren kasuistischen Beitrag verdanke ich einer kürzlichen Mitteilung von Herrn Doerr (Pathologisches Institut Heidelberg); danach wurde zur Herniotomie eine Infiltrationsanaesthesie mit etwa 17 cm³ eimer 0,5 proz. Pantocainlösung ohne Adrenalin ausgeführt. Die Sektion ergab lediglich ein Hirnoedem und Blutfülle der inneren Organe. Es handelt sich um eine Verwechslung, der Arzt hatte beim Apotheker telefonisch eine 0,5 proz. Novocainlösung bestellt. Wodurch das Mißverständnis entstanden ist, ist zur Zeit noch nicht aufgeklärt. Doerr wird den Fall demnächst veröffentlichen [1].

10. Von anderer Seite erfuhr ich von einem tödlichen Zwischenfall bei einer Tonsillektomie. Zur Infiltration war 1 proz. Lösung verwandt worden.

11. Mit freundlicher Erlaubnis von Herrn Prof. Fritz, München, mache ich auch noch von folgendem Falle Gebrauch, den Fritz demnächst veröffentlichen wird: Tod nach Infiltrationsanaesthesie mit 0,5 proz. Pantocain anläßlich einer Strumektomie.

12. Zur Vervollständigung wird noch der sich gut hier anschließende eigene Fall aufgeführt: 20 cm³ einprozentiges Pantocain ohne Adrenalin zur Infiltrationsanaesthesie bei Tonsillektomie.

Im ganzen habe ich also 33 Fälle (die 21 von Schoen werden hier nicht noch einmal ausführlich behandelt; die Stellungnahme Schoens konnte bei Nachlesen der Originalmitteilungen ausnahmslos bestätigt werden) festgestellt. Es besteht kein Zweifel, daß sich nicht alle vorgekommenen Zwischenfälle auch in der Literatur vorfinden. Diese „Dunkelziffer" muß unberücksichtigt bleiben; vielleicht spielt das deshalb keine große Rolle, weil man annehmen darf, daß vor allem solche Fälle der Mitteilung entgangen sind, in denen an der Ursache der Vergiftung keine Zweifel bestanden haben.

Von diesen 33 Fällen handelt es sich 14 mal um eine Lumbalanaesthesie, einmal um eine Anaesthesie der Bursa omentalis mit Pantocain bei gleichzeitiger Spinalanaesthesie mit Percain. Diese 14 Fälle schalten für den Beweis der Gefährlichkeit lege artis verwandten Pantocains aus den schon oben erwähnten Gründen (siehe dazu auch Koster und Weintrab) aus. Zum Falle Schuberth ist noch zu sagen: hier wurden nur 10 cm³ 0,2 proz. Percain zur Spinalanaesthesie verbraucht, dagegen 125 cm³ 2 proz. Pantocain (0,25 g) in die Bursa omentalis eingespritzt. Schuberth hält eine Pantocainvergiftung für wahrscheinlich. Dieser Ansicht muß man sich anschließen, denn es wurde die von Payr angegebene Dosis (100 cm³ von den Konzentration 1:1000) stark überschritten. Bei der Art der Applikation ist dies von besonderer Bedeutung, denn in der Bauchhöhle wird Pantocain sicher ebenso begierig resorbiert, wie das für das Percain experimentell nachgewiesen worden ist.

Es bleiben übrig: 7 Vergiftungen bei Oberflächenanaesthesie in der Laryngologie: Cazzaniga, Fasselt (2), Oettel, Schoen, Seiferth, Wagner (Loebell). Der Fall Seiferths ist wegen der ungenauen Angaben nicht zu beurteilen, jedenfalls ist hier der Beweis für einen Todesfall durch Überempfindlichkeit nicht als geführt anzusehen. In den anderen 6 Fällen war entweder Adrenalinmangel oder Überdosierung bzw. zu hohe Konzentration die Vergiftungsursache. Es sind ferner 4 Zwischenfälle bei Anaesthesie der Urethra vorhanden: Baumecker, Knepper, Masing, Oettel. Hier ist die Ursache ebenfalls klar, es handelt

---

[1] In dieser Sache habe ich inzwischen ein Obergutachten erstattet. Der Arzt hatte tatsächlich 0,5prozentige Pantocainlösung beim Apotheker bestellt und diese ohne Adrenalin eingespritzt.

sich jedesmal um unbeabsichtigte Heranbringung einer mindestens 1 prozentigen Lösung an die eröffnete Blutbahn. Mit dem Pantocain hat dies insofern nichts zu tun, als derartige Zwischenfälle auch schon vor der Pantocainzeit vorgekommen sind (siehe dazu bei Knepper; daß von Schmidt ausdrücklich vor der Einspritzung in die blutende Harnröhre gewarnt worden ist, wurde schon erwähnt). Bei Infiltrationsanaesthesie stehen 7 Zwischenfälle zur Beurteilung. Davon ist eine klare Überdosierung in dem Falle von Wagner (50 cm^3 1 proz. Lösung) vorhanden. Ebenso bei Doerr (0,5 proz. Lösung zur Infiltration bei Herniotomie), bei Fritz (Strumektomie, 0,5-prozentiges Pantocain) und in dem mir von privater Seite mitgeteilten, nicht veröffentlichten Falle (Infiltration bei Tonsillektomie mit einprozentiger Lösung). Schließlich gehört zu den Überdosierungen auch die Vergiftung, welche den Gegenstand dieser Mitteilung bildet. Wahrscheinlich war auch der Infiltrationsvergiftungsfall von Schuberth überdosiert. Es wurden 150—175 cm^3 einpromillige Lösung in die Kopfschwarte eingespritzt, was, wie auch Schoen vermerkt, nur bei hohem Druck möglich ist, wodurch die Resorptionsbedingungen in diesem gefäßreichen Gebiet besonders günstig sind. Schuberth selbst betont ausdrücklich, daß sich eine so ausgedehnte Infiltration bei der gegebenen Sachlage — multiple Atherome in der behaarten Kopfhaut — nicht vermeiden ließ. Unaufgeklärt bleibt allein der Fall Heermann. Wenn Heermann an eine versehentliche endovasale Injektion denkt, so möchte ich dem entgegenhalten, daß gerade bei den Betäubungsmitteln mit geringer Differenz zwischen subcutan und intravenös toxischer Dosis diese Gefahr von geringerer Bedeutung ist (Wilkmann).

Zusammenfassend ist festzustellen, daß von den 19 Zwischenfällen, die nicht bei der Lumbalanaesthesie beobachtet wurden, 17 ohne Annahme einer Überempfindlichkeit durch ein, wenn auch nicht meist schuldhaftes, Abgehen von der erprobten Anwendungsvorschrift bzw. durch das Überschreiten einer gewissen „Sicherheitszone" zu erklären ist. Lediglich die Fälle von Seiferth und Heermann sind als ungeklärt zu betrachten; es sind dies auffallenderweise gerade jene Fälle, in denen genauere Angaben fehlen, so daß man eine kritische Nachprüfung nicht vornehmen, also auch nicht mit Sicherheit ausschließen kann, daß nicht doch irgendein Versehen vorgekommen ist.

Wir stellen uns daher nach Berücksichtigung aller auffindbar gewesenen pharmakologischen Untersuchungsergebnisse, klinischen Erfahrungsberichte und kasuistischen Mitteilungen von Zwischenfällen auf den schon von Oettel eingenommenen Standpunkt: *bei Anwendung der vorschriftsmäßigen Konzentrationen und Dosen und bei Zufügung von Adrenalin* (Suprarenin; Corbasil scheint gerade für das Pantocain wegen seines geringeren konstriktorischen Effektes nicht so gut zu sein) *ist ein tödlicher Infiltrationsanästhesiezwischenfall zu vermeiden. Bei zu hoher Konzentration und bei fehlendem Adrenalin ist die Möglichkeit einer Vergiftung gegeben.*

In unserem Falle ist nun die als Höchstdosis zulässige Menge von 0,2 g (200 cm^3 1promillige Lösung) als 1prozentige Lösung, noch dazu ohne Adrenalin, eingespritzt worden. Diese Behandlung ist dem eingetretenen tödlichen Erfolge angemessen — adäquat — zu betrachten. Sollte trotzdem (etwa mit Rücksicht auf die bei der Sektion festgestellte Thymuspersistenz) der Einwand gemacht werden, daß der Tod bei einem Patienten mit normaler Empfindlichkeit nicht eingetreten wäre, daß also die Überempfindlichkeit der H. M. den entscheidenden Ausschlag für den deletären Effekt der Einspritzung gegeben hat, so ist dem folgendes entgegenzuhalten: der Kausalzusammenhang wäre nur dann bestreitbar, wenn auch bei richtiger Dosierung und bei vorgenommenem Adrenalinzusatz der Tod der H. M. mit Sicherheit oder mit an Sicherheit grenzender Wahrscheinlichkeit eingetreten wäre. Ich beziehe mich dabei auf das bekannte Reichsgerichtsurteil 1 D 555/26 vom 15. 10. 1926. Dort wird folgendes gesagt, wobei ich statt „von Novocain“ des Urteils „richtiger Pantocainlösung“ einsetze: „nur dann, wenn festgestellt würde, daß — im übrigen unter den gleichen Verhältnissen — der Tod auch bei Verwendung von richtiger Pantocainlösung sicher oder mit einer an Gewißheit grenzenden Wahrscheinlichkeit eingetreten sein würde, läge keine strafbare Handlung vor.“

Die durch Frau Dr. X. geübte Anwendungsweise ist aber nicht nur als eine adäquate Ursache des Todes anzusehen, sondern sie läßt bei entsprechender Sachkenntnis eine schwere Vergiftung von vorneherein erwarten. Damit ist nicht nur die Frage des Kausalzusammenhanges im positiven Sinne beantwortet, sondern auch bereits etwas über die Voraussehbarkeit, im weiteren Sinne über das Verschulden, gesagt. Da unsere Mitteilung ihrer Veranlassung nach als eine kasuistische aufgefaßt werden kann, soll zur Abrundung des Falles abschließend noch etwas näher auf das Verschulden eingegangen werden:

Ein solches könnte erblickt werden

1. in der Unkenntnis

a) der erlaubten Konzentration zur Infiltrationsanästhesie

b) der Notwendigkeit des Adrenalinzusatzes,

2. in der Unterlassung der erforderlichen Vergewisserung über die Zusammensetzung der Lösung im Gastkrankenhaus.

Zu 1: Die Durchsicht der Literatur hat ergeben, daß zur Frage der richtigen Dosis des Pantocain und der Notwendigkeit des Adrenalinzusatzes reichlich und eindeutig Stellung genommen worden ist. An der objektiven Fehlerhaftigkeit des Vorgehens der Frau Dr. X. besteht kein Zweifel. Es kommt aber darauf an, ob die Unkenntnis der Eigenschaften, der Gefahren und der Anwendungsweise von Mitteln zur örtlichen Betäubung für einen Arzt schuldhaft ist, der als Facharzt eines operativen Faches berufsmäßig örtliche Betäubungen ausführt. Diese Frage muß bejaht werden, das Reichsgericht hat auch wiederholt unter noch viel strengerer Anforderung[1]) Unkenntnisse als schuldhaft bezeichnet (z. B. RGSt. 64, 269 und 67, 22/23).

[1] Sieht man sich geläufige Nachschlagebücher an, welche der Arzt wohl am ehesten zur Information zu benützen pflegt, so findet man im Gegensatz zu den eindeutigen und zahlreichen Angaben des übrigen Schrifttums folgendes: im Reichsmedizinalkalender 1941 erwähnt Rost das Pantocain überhaupt nicht, Haffner und Schultz führen es zwar im Spezialitätenverzeichnis (S. 153) an, nennen aber keine Konzentrationen für die verschiedenen Anwendungsarten. Im Deutschen Ärztekalender 1941 (Hesse, S. 74) heißt es lediglich: „P., ... mit Adrenalin kombinier-

Zu 2: Während die Verschuldensfrage sowohl für den mangelnden Adrenalinzusatz als auch für die falsche Konzentration entschieden erscheint, so könnte doch im vorliegenden Falle eingewandt werden, daß

a) das Nichtwissen der Notwendigkeit des Adrenalinzusatzes zwar schuldhaft, der Adrenalinmangel allein aber nicht für den Tod der H. M. ursächlich ist, daß vielmehr der Tod nur durch das Zusammentreffen von Adrenalinmangel und falscher Konzentration eingetreten ist, daß jedoch die falsche angewandte Konzentration gar nicht mit der Unwissenheit der Beschuldigten, sondern damit zusammenhängt, daß die ihr im Krankenhaus übergebene Lösung falsch konzentriert war;

b) die Verwendung der ihr von der Schwester übergebenen Lösung von 1 Prozent kein Verschulden der Dr. X. darstellt, weil sie sich darauf hätte verlassen können, daß man ihr eine richtige Lösung geben werde.

Dazu folgendes: ein Arzt eines Krankenhauses, der ständig dort arbeitet, wird sich darauf verlassen können, daß die dauernd im Gebrauch befindlichen Lösungen die richtige Zusammensetzung haben, in der Regel wird auch eine Hilfsperson für die Richtigkeit der Lösungen verantwortlich sein. Das Reichsgericht (Monatsschr. Unfallheilk. 1933, 162) hat das ganz entsprechend für die Vorbereitungen zu einer Allgemeinnarkose festgestellt. Sobald jedoch ein Arzt in einem fremden Milieu als verantwortlicher Operateur tätig wird, kann er nicht mehr mit einem automatischen Funktionieren der Maßnahmen des Hilfspersonals rechnen. Solange er sich an die in diesem fremden Milieu üblichen Methoden hält, welche dem Hilfspersonal vertraut sind, mag es noch angehen, daß er sich z. B. zu einer Einspritzung eine Lösung geben läßt, welche dort laufend zum gleichen Zwecke verwendet wird. Er könnte sich dann mit einer entsprechenden Versicherung der Hilfsperson zufrieden geben. Weicht er jedoch in irgendeinem Punkte von dem laufend geübten Verfahren ab, dann wird er für die mit dieser Abänderung verbundenen Maßnahmen allein

bares Lokalanaesthetikum, reizlos und von Dauerwirkung, 0,1—1—2%ige Lösungen." Im Bayerjahrbuch 1941 (S. 158) liest man sogar: ... Lokalanaesthetikum, weit ungiftiger als Cocain ...; allerdings sind dann S. 159 die Konzentrationen eindeutig aufgeführt. Die einzige, einigermaßen richtige Charakterisierung gibt Eichholtz in seinem Lehrbuch der Pharmakologie 1939 (S. 146/47), obwohl der Arzt auch daraus die Gefährlichkeit des P. bei dem geringsten Fehler gegen die Anwendungsvorschriften nicht erkennen muß.

Wenn es sich also in dem zu beurteilenden Falle nicht gerade um eine Fachärztin für Hals-, Nasen- und Ohrenkrankheiten handeln würde, sondern etwa um einen überbeschäftigten Praktiker oder — wie es in dem oben von mir erwähnten Fall Nr. 9 zutrifft — um einen unter besonders erschwerten Verhältnissen arbeitenden Sanitätsoffizier, so wäre zu überlegen, ob nicht bei derartig ungenügenden, ja geradezu irreführenden Angaben in geläufigen Nachschlagebüchern ein anderer Maßstab an die Verschuldensfrage gelegt werden müßte.

und erhöht verantwortlich. In unserem Falle hat sich Frau Dr. X., nachdem sie zuerst mit der im Krankenhaus vorhandenen und üblichen Novocainlösung anästhesiert hatte, für die Patientin H. M. von der Schwester eine Pantocainlösung geben lassen. Die Schwester sagte ausdrücklich, die Lösung sei 1prozentig, Frau Dr. X. fiel dies gar nicht auf, denn sie kannte ja die richtige Konzentration nicht, wie sie bei den späteren Vernehmungen selbst zugegeben hat. Auf diese Unkenntnis kommt es aber jetzt nicht an, sondern entscheidend ist, daß sich Frau Dr. X. dieser Lösung in der (irrigen) Voraussetzung bediente, daß es auch die im Krankenhaus zur Infiltrationsanästhesie in Verwendung stehende Lösung sei. Darin ist die Fahrlässigkeit zu erblicken und zwar handelt es sich um eine Verletzung der Sorgfaltspflicht in doppelter Hinsicht: Frau Dr. X. wäre sowohl wegen des Operierens in einem fremden Krankenhause (siehe dazu das oben zitierte Reichsgerichtsurteil) als auch deshalb zu einer besonderen Vorsicht verpflichtet gewesen, weil sie von dem üblichem Verfahren (Novocainanästhesie) zu einem neuen (Pantocainanästhesie) übergegangen ist: das Reichsgericht hat in dem schon erwähnten Urteil vom 6. 6. 1932 gerügt, daß es ein Arzt unterlassen hatte, der Schwester die Notwendigkeit einer besonderen Verdünnung des statt Novocain verwendeten Percains wiederholt und eindringlich vorzuhalten.

Zusammenfassung:

Es wird ein Fall von tödlicher medizinaler Pantocainvergiftung hinsichtlich des Kausalzusammenhanges und des Verschuldens eingehend erörtert. Die Durchsicht der einschlägigen Literatur berechtigt zu der Ansicht, daß bei sachgemäßer Anwendung von Pantocain zur örtlichen Betäubung Zwischenfälle nach menschlichem Ermessen zu vermeiden sind. Die kritische Beurteilung aller auffindbaren medizinalen Pantocainvergiftungen ergibt, daß in keinem einzigen Falle ein Überempfindlichkeit gegen das Anästhetikum als Ursache des Zwischenfalles bewiesen erscheint.

Literatur: Baumecker: Zbl. Chir. 59, 1431 (1932). — Braun-Laewen: Die örtliche Betäubung, 8. Aufl. — Cazzaniga, Slg. Verg.F. 6, A 522 (1935). — Custer: zit. nach Schwartz und Klotz. — Donatelli und Abbate: Ber. ges. Physiol. 104, 150. — Eichholtz und Hoppe: Arch. f. exper. Path. 173, 687 (1933). — Ernst: Münch. med. Wschr. 1931, 9. — Esch: zit. nach Braun-Laewen. — Fasselt: Arch. Ohrenheilk. 146, 217 (1939); Zentralbl. Ohrenheilk. 31, 643 (1939). — Frenzel: Aussprache zum Vortrag von Fasselt. — Frugoni: Giorn. ital. Anest. 1, 56 (1935). Referat. — Fußgänger und Schaumann: Arch. f. exper. Path. 160, 53 (1931). — Gaus: Hals-Nasen-Ohrenarzt 27, 152 (1936). — Gebb: Z. Augenheilk. 79, 467 (1933). — Glees: Klin. Mon.bl. Augenheilk. 87, 755 (1931). — Güssow: Z. Laryng. usw. 22, 137 (1932). — Hainebach: Arch. Ohrenheilk. 133, 131 (1932). — Heermann: Aussprache zum Vortrag von Fasselt. — v. Herrenschwandt: Wien. med. Wschr. 1936, 164. — Hillebrand: Bruns Beitr. 156, 85 (1932). — Hirsch: Dtsch. med. Wschr. 1931, 15. — Hoffmann: Z. Augenheilk. 78, 20 (1932). — Ikeda: Ref. Zbl. Ohrenheilk.

19, 169 (1933). — Jahnke: Z. Augenheilk. 83, 112 (1934). — Jung: Arch. Ohrenheilk. 129, H. 4 (1931). — Karpati: Ref. Schmerz usw. 6, 84. — Kiess: Zbl. Chir. 50, 3090 (1930). — Killian: Dtsch. Z. Chir. 236, 704 (1932). — Kirschner: Arch. f. exper. Path. 190, 62 (1938). — Klimko: Ref. Zbl. Ohrenheilk. 17, 644. — Knepper: Münch. med. Wschr. 1937, 1572. — Kochmann und Nabe: Z. Augenheilk. 79, 517 (1933). — Koenen: Med. Klin. 1938, 905; Samml. Verg.-fällen 9 A 753 (1938). — Koster und Weintrab: Amer. J. Surg. VIII, 1165 (1930). — Laszlo: Ref. Zbl. Ohrenheilk. 22, 273 (1934). — Laubender: Heffters Handb. VIII (1939). — Laubender und Ost: Arch. f. exp. Path. 165, 520 (1932). — Lendle: Dtsch. Z. gerichtl. Med. 29, 46 (1937). — Loebell: Aussprache zum Vortrag Fasselt. — Luntz: Münch. med. Wschr. 1932, 748. — Marri: Ref. Schmerz usw. 6, 84. — A. M. Marx: Med. Klin. 1935, 1327. — E. Marx: Klin. Mbl. Augenheilk. 89, 209 (1932). — Masing: Slg. Verg.fällen 7, A 631 (1936). — Mayer und Berg: Dtsch. Z. gerichtl. Med. 24, 258 (1935). — Melchior: Ref. Zbl. Ohrenheilk. 20, 215 (1933). — Meyer-Gottlieb: Die experimentelle Pharmakologie. Wien 1921. — Oettel: Slg. Verg.fällen 10, C 52 (1939). — Payr: Dtsch. Z. Chir. 234, 130 (1931). — Pfitzner: Zbl. Chir. 1931, 1116. — Poulsson: Lehrbuch der Pharmakologie, 12. Aufl. Leipzig 1940. — Rauh: zit. nach Jahnke. — Reible: Dtsch. med. Wschr. 1931, 1327. — Reinhardt: Lehrb. d. Arzneimittellehre f. Tierärzte. Stuttgart 1941. — Riecke: Z. Laryng. usw. 22, 457 (1932). — Runge und Schmidt: Arch. Ohrenheilk. 128, 232 (1931). — Schaumann: Schmerz usw. 11 161 (1939). — H. Schmidt: Der Chirurg 3, 97 (1931); Schmerz usw. 4 277 (1932); Zbl. Chir. 19, 1199 (1931). — Schmidt und Borgard: Z. urol. Chir. 32, 40 (1931). — Schoen: Samml. Verg.fällen 10, B 94 (1939); Wien. klin. Wschr. 52 Nr. 21 (1939). — Schubert: Schmerz usw. 11, 184 (1939). — Schuberth: Zbl. Chir. 1933, 1822. — Schwartz und Klotz: C. r. Soc. Biol. Paris 99, 1583 (1928). — Seeger: Arch. Ohrenheilk. 132, 49 (1932). — Seiferth: Aussprache zum Vortrag von Fasselt. — Singer: Wien. med. Wschr. 1931, 1583. — Stamberger: Zbl. Ohrenheilk. 19, 517 (1933). — Stock: zit. nach Jahnke. — Tanaka: Ref. Zbl. Ohrenheilk. 24, 675 (1935). — Theissing: Z Laryng. usw. 21, 462 (1931). — Thiess: Dtsch. Z. Chir. 74, 434 (1904). — Tobeck: Med. Klin. 1931, 21. — Wagner: Slg. Verg.fällen 5, B 65 (1934). — Wiedhopf: Dtsch. med. Wschr. 1931, 13. — Wilkmann: Schmerz usw. 4, 234 (1931).

Anschrift des Verfassers: Dozent Dr. med. habil. H. Elbel, Heidelberg, Institut für gerichtl. Medizin der Universität.

(Aus der Medizinischen Klinik der Universität Bonn [Abteilung für Berufskrankheiten]. Direktor der Klinik: Prof. Paul Martini.)

Bleibenzin-Vergiftung oder myotonische Dystrophie?

Von Bruno Schuler und Eduard Welte.

Gutachten.

Vorgeschichte (nach Angaben des Untersuchten selbst):

Familienanamnese: Vater 72 Jahre alt, sei immer gesund gewesen, sei jetzt noch rüstig für sein Alter. Mutter mit 57 Jahren an Erkältungskrankheit gestorben. Die 3 Brüder des Vaters seien Ende des vorigen Jahrhunderts ausgewandert; aus Erzählungen seiner Verwandten wisse er, daß sie gesund gewesen seien. Seit der Auswanderung habe man nichts mehr von ihnen gehört. Seine Mutter habe keine Geschwister gehabt. Seine Großeltern habe er nicht gekannt, ebensowenig andere Verwandte. Über deren Gesundheitszustand sei ihm nie etwas berichtet worden. Er selbst habe eine gesunde Schwester und zwei gesunde Brüder. 1 Bruder sei im Krieg 1914/18 gefallen. Seine Geschwister seien verheiratet. Aus ihren Ehen sind 4 Kinder hervorgegangen; 2 Mädchen und 1 Junge davon lebten und seien gesund, 1 Kind sei bei der Geburt gestorben. B. selbst ist unverheiratet und hat keine Nachkommenschaft.

Eigenanamnese: Er habe die üblichen Kinderkrankheiten durchgemacht. Vom 6. bis 14. Lebensjahr sei er in der Schule gewesen, er sei dort immer gut mitgekommen. Bis zum Anfang des Jahres 1939 sei er nie ernstlich krank gewesen. Er habe sich immer gesund und leistungsfähig gefühlt. Immer habe er das Gefühl gehabt, stark und kräftig zu sein.

Im Februar 1939 habe er bemerkt, daß die Kraft seiner beiden Arme geringer wurde. Auch in den Händen sei ein Schwächegefühl aufgetreten. Allgemein fühlte er sich matter und ermüdete rascher. In der Folgezeit habe er bemerkt, daß die Masse der Muskeln zuerst an den Armen, dann auch an den Beinen langsam geschwunden sei. Vorher seien die Muskeln schlaff geworden. Ein Gefühl von Benommenheit habe er damals nicht gehabt. Schmerzen, Kribbeln oder Taubheitsgefühl habe er nie verspürt. Im Februar 1939 habe er öfters plötzliche Durchfälle gehabt — 1—2mal am Tag — denen kolikartige Leibschmerzen vorausgegangen seien. Diese Darmstörungen seien innerhalb von 14 Tagen vorüber gewesen und dann nie mehr aufgetreten. Verstopfung habe er während seiner Erkrankung nie gehabt.

Im Februar 1939 habe sich am rechten Unterarm ein nässender Ausschlag gebildet, wegen dessen er einen Hautarzt aufgesucht, der davon gesprochen habe, daß die Erscheinungen wahrscheinlich auf Schmieröle oder Bleibenzin zurückzuführen seien. Im Februar 1939 sei er auch appetitlos geworden und habe langsam fortschreitend an Gewicht abgenommen. Sein Gewicht vor der Gewichtsabnahme habe 74 kg betragen. Zu der damaligen Zeit habe er einen starken Rückgang der Libido sexualis bemerkt, der später noch weiter zugenommen habe. Sein Schlaf sei in der in Frage kommenden Zeit schlecht gewesen. Psychisch sei er damals in sehr niedergedrückter Stimmung gewesen; weil er so matt gewesen sei und nichts mehr leisten konnte, habe er mehrmals an Selbstmord gedacht. Aufregungs- oder Erregungszustände habe er nie gehabt.

Am 22. 2. 1939 habe er seine Arbeit aufgegeben, angeblich weil die Ärzte eine Bleivergiftung angenommen hätten. In der Folge seien die Erscheinungen der Hauterkrankung zurückgegangen und bald völlig abgeheilt. Im April 1939 seien seine Zähne locker geworden und das Zahnfleisch habe sich schwarz gefärbt. Sein Zustand habe sich ganz langsam aber kontinuierlich verschlechtert. Die Kraft, besonders der rechten Hand, ließ so stark nach, daß er gar nicht mehr zufassen konnte. Aber auch mit der linken Hand konnte er nicht mehr fest zufassen. An den Beinen sei die Muskulatur auch schlaffer und dürftiger geworden. Er habe nur noch kurze Strecken gehen können. Sein Körpergewicht sei bis auf 48 kg zurückgegangen. Die Libido sexualis sei so gut wie völlig geschwunden. Seine Stimmung sei äußerst niedergeschlagen gewesen. Im Juni 1939 wurde er versuchsweise wieder mit leichteren Büroarbeiten beschäftigt; nach seinen eigenen Angaben habe er selbst auf die Wiederbeschäftigung gedrängt, um nicht ganz nutzlos zu sein. Am 11. 9. 1939 mußte er seine Arbeit wieder aufgeben und wurde am 18. 9. in die Nervenklinik B. eingeliefert. Dort befand er sich bis 23. 4. 1940. Er habe sich nach der Entlassung besser gefühlt. Sein Kräftezustand und die Beweglichkeit der Finger hätten seither noch weiter zugenommen.

Beschwerden zur Zeit der Untersuchung: Er fühle sich völlig wohl. Er sei nach seiner Ansicht durchaus in der Lage zu arbeiten, „wenn er nur jemand fände, der ihn gesund schriebe“. Seine Finger und Arme seien allerdings noch etwas kraftlos, das ließe sich aber sicher mit Energie überwinden.

Berufliche Vorgeschichte: Seit August 1937 habe er als Flugzeugmonteur gearbeitet. Er hatte das Anlaufenlassen der Motoren zu besorgen, dabei seien viel übelriechende Gase entstanden, die einzuatmen er gezwungen gewesen sei. Beim Tanken habe er nicht geholfen. Ferner habe er einen großen Teil seiner Arbeitszeit damit zubringen müssen, die Motoren nach dem Fliegen abzuwaschen; meist seien die Motoren noch sehr warm gewesen. Auch die Benzinsiebe und Ölfilter mußte er säubern. Er habe das Benzin zu der Reinigung aus Kannen genommen, auf denen „Waschbenzin" stand. Auch seine Hände habe er mit diesem Benzin gereinigt. Er habe den bestimmten Eindruck gehabt, daß das Waschbenzin immer aus demselben Tank genommen worden sei, wie die Motorentreibstoffe. Mit dem Auseinandernehmen der Motoren sei er nicht beschäftigt gewesen.

Ärztliche Befunde der Vorgeschichte: I. Februar 1939: Dr. K. (Facharzt für Haut- und Harnleiden). B. wurde 2 Monate an nässenden Ekzemen beider Hände, Unterarme, des linken Oberschenkels und der linken Halsseite behandelt. Es zeigten sich gleichzeitig Symptome hochgradiger allgemeiner nervöser Übererregung und er war seelisch wegen seines Leidens so deprimiert, daß er verschiedentlich Selbstmordgedanken äußerte, weil er fürchtete, nie mehr seinen Beruf ausüben zu können. Dr. K. hatte den Eindruck, daß eine berufliche Ursache vorliegen könnte, schon wegen der Lokalisation der Ekzeme. Er hielt das Bleitetraäthyl für die auslösende Noxe, obwohl sonstige Bleivergiftungserscheinungen nicht zu finden waren. Besonders auffallend sei gewesen, daß die Ekzeme erst ausheilten, als der Kranke mit der Arbeit aussetzte.

Dr. R. (Facharzt für Hals-, Nasen-, Ohrenkrankheiten): Behandlung erfolgte wegen doppelseitigen Gehörgangsekzems. Irgendwelche Anzeichen einer Bleivergiftung waren nicht festzustellen.

II. September 1939 Nervenklinik B:

Zur Ergänzung der Angaben unserer Vorgeschichte ist wichtig, daß B. angab, Anfang des Jahres 1939 starken Haarausfall gehabt zu haben. Ferner gab er damals an, daß Schmerzen in der rechten Schulter von Anfang an bestanden. Im Befund wird der stark reduzierte Kräftezustand beschrieben (Gewicht 50 kg). Neurologisch fanden sich die Reflexe normal bis auf eine positive Reaktion bei Anstellung der Oppenheimschen und Strümpellschen Reflexe auf beiden Seiten. Die grobe Kraft wird an den Muskeln von Schultergürtel, Armen, Händen und Beinen als bedeutend herabgesetzt beschrieben; rechts waren die Erscheinungen durchgehend stärker ausgeprägt als links. Der psychische Befund war besonders charakterisiert durch eine starke Depression, die sich während des Aufenthaltes in der Anstalt langsam verlor und einem Gefühl des Vertrauens und der Hoffnung auf Besserung Platz machte, das durch den objektiv feststellbaren Erfolg so wenig gestützt war, daß man eine Kritiklosigkeit des Kranken annehmen mußte. Im ganzen war der Befund bei der Entlassung wenig gebessert. Das Gewicht hatte 2 kg zugenommen. Im neurologischen Befund konnte ein sichtbarer Erfolg bei der Entlassung nicht festgestellt werden. Psychisch trat die kritiklose und völlig einsichtslose Haltung der Schwere seiner Krankheit gegenüber stark in Erscheinung. Von den behandelnden Ärzten wurde eine Polyneuritis nach Bleitetraäthylvergiftung angenommen.

Befund:

Allgemeinzustand: leptosomer Körperbau. Stark reduzierter allgemeiner Kräfte- und Ernährungszustand. Bildung einer Stirnglatze. Größe 176 cm. Körpergewicht 47 kg. Brustumfang inspir. 84 cm, exspir. 79 cm. Muskulatur: vgl. Nervenstatus. Fettpolster fehlt. Haut und Schleimhäute mäßig durchblutet. Keine abnorme Pigmentierung. Herabgesetzter Gewebsturgor. Keine Hauterkrankungen. Keine Ödeme. Keine Drüsenschwellungen.

Kopf und Hals: Keine Druck- und Klopfempfindlichkeit der Schädeldecke. Paradentose der Frontzähne. Kein Bleisaum. Zunge feucht, im hinteren Teil belegt, sonst o. B. Schleimhaut des Mundes und Rachens o. B. Keine grobe Störung der Hör- und Sehfähigkeit.

Brustkorb: lang, schmal, symmetrisch gebaut. Normale Atemexkursionsfähigkeit. Lunge: Grenzen vorn rechts 7. Rippe, hinten beiderseits am 11. Brustwirbeldorn. Verschieblichkeit der Lungengrenzen normal. Keine Veränderung des Klopfschalls. Normales Vesikuläratmen ohne Nebengeräusche über der ganzen Lunge. Vitalkapazität der Lungen 2000 cm^3. Apnoische Pause 15 Sekunden. Herz: Relative Herzgrenzen medialer Abstand rechts 3 cm, links 7 cm, Herzspitzenstoß nicht tastbar. Herztöne rein, leise. Rhythmus regelmäßig. Puls klein, weich. Pulsfrequenz 60—84 pro Minute. Blutdruck 95/70 mm Hg nach Riva-Rocci.

Herzstromkurve: Verlängerte Überleitungszeit, kein Anhalt für Myocardschaden. Röntgenuntersuchung der Brustorgane: Spitzenschwiele rechts. Anomalie der linken 4. Rippe. Sonst kein pathologischer Befund der Thoraxorgane.

Leib: straff, nicht gut eindrückbar. Keine Druckschmerzangabe. Keine Abwehrspannung. Keine palpablen Tumoren. Leber und Milz perkutorisch und palpatorisch nicht vergrößert. Beide Hoden haselnußgroß. Fraktionierte Magenausheberung: Im Magennüchternsaft freie Salzsäure + 15, Gesamtazidität + 42, nach Bouillonprobetrunk Höchstwerte + 35 freie Salzsäure, + 50 Gesamtazidität. Entleerungszeit 20 Minuten. Beimengungen: trüb, Schleimflocken; mikroskopisch: Epithelien und vereinzelt Erythrocyten und Leukocyten; chemisch: Benzidin positiv.

Röntgenuntersuchung des Magen-Darmkanals: Für pathologische Prozesse im Magen-Duodenumbereich kein Anhalt; Colon nach Form und Lage o. B. Röntgenuntersuchung der Nebennierengegend: Für Kalkeinlagerungen der Nebennierengegend kein Anhalt. Nierenfunktionsprüfung: Flüssigkeitsaufnahme 1500 cm^3, ausgeschieden nach vier Stunden 600 cm^3, konzentriert in 32 Stunden bis 1029 spezifisches Gewicht, verdünnt in 1½ Stunden bis 1008 spezifisches Gewicht. Urin: Reaktion sauer, spezifisches Gewicht 1024, kein Eiweiß, kein Zucker, Urobilinogen in der Kälte negativ, in der Wärme positiv, Sediment: Salze.

Porphyrin im Urin nicht vermehrt. Kochsalz im Serum: 640 mg%. Blutzucker: 88 mg%. Blei im Blut: 68 γ%. Blutkörperchensenkung: 3—8 mm nach Westergreen.

Blutbild: 95% Blutfarbstoff (Leitz), 4,06 Millionen rote Blutkörperchen, 1,01 Färbeindex, 5600 weiße Blutkörperchen, differenziert: 2% Stabkernige, 63% Segmentkernige, 1% Eosinophile, 34% Lymphocyten. Manson-Schwartz: negativ. Vitalfärbung: Reticulocyten 9%.

Serologische Blutuntersuchung nach Wassermann, nach Kahn, nach Sachs-Witebsky (Citocholreaktion) negativ. Temperatur: zwischen 36,0 und 37,0° C. rektal. Grundumsatzbestimmung: ergab eine Steigerung von + 33%. Neurologischer Befund: Hirnnerven: intakt sind folgende Hirnnerven: N I, II, III, IV, VI, VIII, IX und X.

Nerv V: Die Kaumuskulatur ist beiderseits leicht paretisch (ein Spatel kann gegen Zug nicht zwischen den Zähnen gehalten werden). Der Masseterreflex ist lebhaft. Nerv VII: geringgradige Parese der Mm. orbicularis oculi und orbicularis oris (die Augen können gegen Widerstand nicht zugekniffen werden und die Backen können nicht aufgeblasen werden, ohne daß schon bei leichtem Beklopfen mit dem Finger die Luft zwischen den Lippen entweicht). Nerv XI: Schulterheben und Kopfseitwenden gegen Widerstand erschwert und bei stärkerem Widerstand unmöglich. Nerv XII: geringgradige Zungenatrophie, keine fibrillären Zuckungen, keine myotonische Dellenbildung beim Beklopfen.

Die Eigenreflexe an den oberen und unteren Extremitäten sind durchweg sehr lebhaft, doch bestehen keine Kloni. Desgleichen waren nie spastische Zeichen festzustellen. Die Muskulatur der Extremitäten ist in toto atrophiert. Die rechte Seite ist etwas stärker von der Atrophie befallen als die linke. Eine Abgrenzung der Atrophien nach einem segmentären Typ oder nach Versorgungsgebieten einzelner peripherer Nerven ist nicht festzustellen. Doch scheinen die distalen Muskelpartien stärker befallen als die proximalen. Der Tonus der Muskulatur ist durchweg schlaff.

Bei der Prüfung der groben Kraft zeigt sich, daß die rechte Körperseite im ganzen stärker befallen ist als die linke, doch ist auch die Muskulatur der linken Körperhälfte in ihrer Kraftentfaltung gemindert. An der rechten oberen Extremität scheinen die vom Nervus radialis versorgten Muskelgruppen am stärksten gelitten zu haben. Die Radialisfunktion an der rechten Hand ist praktisch erloschen. Eine leichte Tendenz zur Rückbildung ist nach den Angaben des Kranken anzunehmen, indem die Fallhand bei extremer Beugung im Ellbogengelenk jetzt im Unterschied zu früher aktiv erhoben werden kann. Ein sicheres Urteil über die Rückbildung ist jedoch nicht möglich, da Angaben über dieses spezielle Kriterium in früheren Gutachten fehlen.

Auch die Funktionen der vom Nervus medianus und ulnaris versorgten Muskeln der rechten Hand sind zum Teil erloschen; zum Teil sind Bewegungen nur sehr schwach ausführbar. Desgleichen sind die vom Nervus peronaeus und tibialis versorgten Muskelgruppen an den unteren Extremitäten beiderseits in ihrer Kraftentfaltung gemindert, rechts mehr als links. Bei Schlägen auf den lateralen Rand des M. triceps rechts und den M. brachio radialis rechts sind konstant deutliche Dellen und Wulstbildungen nach der Art myotonischer Reaktionen zu beobachten. Die Oberflächen- und Tiefensensibilität ist vollkommen intakt. Es besteht ein starker Mangel an Krankheitseinsicht, bzw. übertriebener kritikloser Glaube an die Wirksamkeit der jetzt mit ihm durchgeführten Therapie mit Calcium-phosphat. Mitunter ist B. ausgesprochen euphorisch, zeitweise die Euphorie bis zur Läppigkeit gesteigert.

Beurteilung:

Die neurologischen Symptome (Muskeldystrophie im Gesicht und an den Extremitäten nach peripher zunehmend und myotonische Reaktion in einzelnen Muskeln bei lebhaften Reflexen und vollkommenem Fehlen von Sensibilitätsstörungen und fibrillären Zuckungen) zusammen mit den Befunden der Hodenatrophie, der Stirnglatzenbildung, den Veränderungen der Psyche und dem allgemeinen Rückgang des Körperzustandes (Gewichtsabnahme) ergeben die Diagnose einer myotonischen Muskeldystrophie.

Angesichts dieser Diagnose könnte es als überflüssig erscheinen auf die Frage des Zusammenhangs dieser Erkrankung mit der früheren Beschäftigung einzugehen, da nach der derzeit herrschenden Auffassung das festgestellte Leiden zu den heredo-degenerativen Krankheitszuständen gehört und durch exogene Noxen nicht hervorgerufen oder wesentlich beeinflußt werden kann. Man kann aber andererseits nicht verschweigen, daß die exogene Verursachung und Beeinflussung der myotonischen Dystrophie im Schrifttum, vor allem in den früheren Jahren ernstlich diskutiert wurde. Dazu kommt, daß unser Wissen über die Vergiftung durch Bleitetraäthyl und ihre Folgeerscheinungen noch manche Lücken hat und daß im vorliegenden Fall eine erbliche Belastung, die bei einer großen Zahl der bisher bekannt gewordenen Fälle nachgewiesen ist, nicht erwiesen ist und auch bei einer körperlichen Untersuchung der Familienmitglieder vielleicht nicht erweisbar wäre, da dieselben an Zahl gering und zum Teil nicht auffindbar sind. Der zeitliche Zusammenhang zwischen Berufsausübung und Beginn der ersten Erscheinungen ist ferner bei Prüfung der Sachlage gegeben. Eine eingehende Prüfung des ursächlichen Zusammenhangs ist deshalb im vorliegenden Krankheitsfall nötig.

Bleitetraäthyl kann auf den menschlichen Organismus in 3 verschiedenen Arten wirken. Umgang mit reinem Bleitetraäthyl hatte B. nicht. Diese für den Erwerb einer Bleitetraäthylvergiftung gefährlichste Möglichkeit scheidet von vornherein aus.

Das mit Bleitetraäthyl versetzte Benzin enthält im allgemeinen ca. 0,5 cm^3 reines Bleitetraäthyl pro Liter Kraftstoff. Auch wenn man mit der Möglichkeit rechnet, daß das für Flugzeuge verwendete Benzin größere Mengen Bleitetraäthyl enthält, ist die im Gemisch vorhandene Menge prozentual gering. Einzelheiten der beruflichen Tätigkeit lassen aber doch die Annahme der Möglichkeit einer Gesundheitsgefährdung zu. Wenn auch feststeht, daß bei niedriger Temperatur ca. die Hälfte des Benzins verdunstet sein muß, bevor nennenswerte Mengen Bleitetraäthyl verdampfen können, und wenn damit das Arbeiten mit großen Benzinmengen in der Regel als harmlos anzusehen ist, so ist doch bei der Arbeit eines Monteurs eine größere Gefährdung anzunehmen. An seiner Arbeitsstelle werden oft kleine Mengen Benzin verschüttet; auf dem Boden oder in den Motoren bilden sich kleine Lachen, aus denen Benzin rasch abdunstet, das Bleitetraäthyl aber noch sehr lange bestehen bleibt und sich der umgebenden Luft beimischt. Das Arbeiten mit Benzin an warmen Motoren mit nahe herangehaltenem Gesicht, wie es die Arbeit mit sich bringt, läßt ferner die Einatmung von Bleitetraäthyl in größerer Konzentration annehmbar erscheinen. Auch das Waschen der Hände in Benzin ist, wenn auch weniger gefährlich, doch wohl nicht völlig gleichgültig, da Bleitetraäthyl durch die Haut in den Körper gelangen kann. Der Angabe des B., Waschbenzin, das nicht bleitetraäthylfrei war, verwendet zu haben, sind wir nicht nachgegangen. Sie müßte — was nach so langer Zeit unmöglich erscheint — nachgeprüft werden. Erfahrungsgemäß wird häufig Bleibenzin aus Nachlässigkeit verwendet. Eine weitere Möglichkeit der Vergiftung ist darin zu sehen, daß die Abgase der mit Bleibenzin betriebenen Motoren anorganische Bleiverbindungen enthalten, denen B. nach seinen Angaben beim Anlaufenlassen der Motoren ausgesetzt war. Die Mengen in den Abgasen sind aber klein und nach vorliegenden Untersuchungen wahrscheinlich ungefährlich. Mit dem Auseinandernehmen von Motoren, wo die Gefahr der Vergiftung mit anorganischen Bleiverbindungen hauptsächlich besteht, hat B. nichts zu tun gehabt.

Wir müssen also nach diesen Ausführungen eine Gefährdung des B. durch bleitetraäthylhaltiges Benzin während seiner Berufsausübung feststellen.

2. Die gewöhnlichen Zeichen einer Bleivergiftung wurden bei B. nicht gefunden. Es ist ein Mangel der zuerst erhobenen ärztlichen Befunde, daß sie wichtige Untersuchungen für die Erkennung einer Bleivergiftung, wie die Färbung der basophil getüpfelten Zellen, die Bestimmung der Porphyrinausscheidung, eine hämatologische und eingehende neurologische Untersuchung vermissen lassen oder wenigstens nicht ausdrücklich erwähnen. Im vorliegenden Fall sind sie aber tatsächlich von geringerer Wichtigkeit für die Beurteilung, da eine Vergiftung durch anorganische Bleiverbindungen nicht in Frage kommt, eine Vergiftung durch Bleitetraäthyl aber gerade die Eigentümlichkeit hat, daß die klassischen Symptome der Bleivergiftung in der Regel fehlen. Die Vergiftung durch Bleitetraäthyl hat ihr eigenes Symptomenbild, dessen Hauptcharakteristika, soweit diese bekannt sind, wir in Beziehung zu den Krankheitserscheinungen, die B. darbietet, setzen wollen.

Es kommt bei der Bleitetraäthylvergiftung zu Symptomen von seiten des Magen-Darmkanals, Übelkeitsgefühl, Brechreiz, Appetitlosigkeit: Erscheinungen, die im Beginn der Erkrankung des B. vorhanden waren. Bezeichnend ist ferner die Schlaflosigkeit, die oft Tage lang besteht, mit sehr heftigen Angstträumen einhergeht und die von den meisten Kranken sehr imponierend geschildert wird. Wenn auch in der Krankengeschichte des B. zu einer Zeit, wo er schon länger aus der gefährlichen Arbeit heraus war, einmal schlechter Schlaf erwähnt wird, so müssen wir doch feststellen, daß das wichtige Symptom der schweren Einschlafstörung bei B. fehlte. Der häufig beschriebene niedrige Blutdruck besteht bei B. noch immer. Bradycardie wurde bei B. zeitweise beobachtet. Die schwere Muskelschwäche wird von bleitetraäthylgeschädigten Arbeitern immer angegeben; nie sind aber Symptome einer Muskeldystrophie und gar mit myotonischen Erscheinungen beschrieben. Der Gewichtsverlust, den B. in starkem Maß zeigt, gehört zum Bild der Bleitetraäthylvergiftung. Wir fanden Angaben von 7—10 kg in 2—3 Wochen. Offenbar wurde aber ein so großer Verlust an Gewicht wie bei B. bisher nicht beobachtet.

Ein neurologisches Symptom der Bleitetraäthylvergiftung, das bei B. völlig fehlt, ist der starke Tremor grobschlägiger Art, der in ca. 50—60% der Fälle beschrieben ist. Wichtig in Anbetracht der Auffassung eines früheren Untersuchers ist die Tatsache, daß periphere Neuritiden mit Lähmungen nach Urteil eines amerikanischen Betriebsarztes, der über 100 Vergiftungen gesehen hat, vermißt wurden. Auch das psychische Krankheitsbild, das bei der Bleitetraäthylvergiftung in den meisten Fällen sehr ausgeprägt ist, läßt bei B. alles vermissen, was in dieser Richtung charakteristisch ist. Er zeigt weder ein deliröses, noch ein manisches, noch ein schizophrenes Zustandsbild.

Rückblickend ziehen wir den Schluß, daß im Krankheitsbild des B. wichtige Abweichungen vom gewöhnlichen Bild der Bleitetraäthylvergiftung vorhanden sind. Andererseits sind einige konforme Züge vorhanden, die uns zu weiteren Überlegungen veranlassen müssen, da ein atypischer Verlauf einer Bleitetraäthylvergiftung vorliegen könnte.

3. Niedriger Blutdruck, Bradycardie und Gewichtsabnahme sind die Zeichen, die in erster Linie zum Krankheitsbild der Bleitetraäthylvergiftung gehören. Sie sind auch im Krankheitsbild der myotonischen Dystrophie häufig zu finden. Insbesondere die starke Gewichtsabnahme führt zu der oft beschriebenen „Jammergestalt" der myotonischen Dystrophiker. Auch die bei B. bei der Klinikbehandlung gefundene Tatsache, daß trotz aller Mühe keine Gewichtszunahme zu verzeichnen war, ist uns von der myotonischen Dystrophie geläufig. Die psychischen Veränderungen, die B. früher bot und jetzt bietet, gliedern sich ebenfalls zwanglos ins Bild der myotonischen Dystrophie.

Die Magen-Darmsymptome, die kurzzeitig aufgetreten sind, können allein das Vorliegen einer Bleitetraäthylvergiftung nicht stützen. Ein Magen-Darmkatarrh kann zufällig auch ohne Bleitetraäthylvergiftung vorkommen. Die in der Vorgeschichte angegebenen Hautveränderungen gehören in das Gebiet der allergischen Hauterkrankungen. Ob das Bleitetraäthyl schuldig war, kann jetzt nicht mehr festgestellt werden. Das Kraftstoffgemisch allein und auch verwendete Schmieröle können genau so die Ursache sein. Für die Frage des Vorliegens einer Bleitetraäthylvergiftung sind diese Hauterscheinungen nicht von Belang.

4. Für die endgültige Entscheidung wichtig ist, ob der Zustand des Kranken sich gebessert hat oder nicht. Bei der myotonischen Dystrophie sind höchstens kurzdauernde Remissionen, aber nie Besserungen von Bedeutung bekannt. Bei der Bleitetraäthylvergiftung ist im amerikanischen Schrifttum, das über die größte Zahl von Fällen berichtet, angegeben, daß bisher stets nach 8—10 Wochen volle Wiederherstellung erfolgte, wenn die Vergiftung nicht akut zum Tod führte. In Störrings Fällen dauerte die Heilung, vor allem der Eintritt von Beschwerdefreiheit länger.

B. selbst behauptet eine Besserung seines Zustandes. Er könne wieder gehen und die rechte Hand wieder bewegen. Die Löcher im Handrücken (Atrophie der Spatia interossea) seien viel geringer geworden. Er sei viel kräftiger geworden und gleichzeitig sei die Libido sexualis wieder viel besser geworden. Diese Angaben sind bei dem psychisch veränderten und kritiklosen euphorischen Kranken nicht verwertbar. Während der mehrmonatigen Behandlung in der Nervenklinik B. ist eine Besserung des Zustandes nicht eingetreten. Seit der letzten Untersuchung in der Nervenklinik in D. am 8. 12. 1940 ist eher eine Verschlechterung eingetreten. Die mimische Muskulatur und die Muskulatur der Zunge sind jetzt deutlich von dem Krankheitsprozeß ergriffen. Da kann die geringe und unwesentliche Besserung im rechten Arm nicht ernst genommen werden, zumal die früher angeblich nicht mögliche Streckbewegung nur in extremer Ellbogenbeugung beobachtet werden konnte, in einer Haltung, welche der Voruntersucher nicht gerade geprüft hat. Der Hausarzt Dr. G. schrieb am 4. 6. 1941 von immer weiterer Gewichtsabnahme und zunehmender Kachexie. Eine Besserung des Zustandes ist bei B. nach diesen objektiven Befunden nicht anzunehmen.

Im amerikanischen Schrifttum findet sich ein von Leavitt beschriebener Fall von Vergiftung durch Bleibenzin, bei dem es zu beiderseitiger Streckerschwäche und dann zu einer Schwäche in beiden Armen und Beinen mit Atrophie der Thenar- und Hypothenarmuskulatur kam, die sich nach 7 Monaten noch nicht gebessert hatte. Dieser Fall fällt aus dem Rahmen des gewöhnlichen Vergiftungsbildes der Bleitetraäthylvergiftung und hat gewisse Ähnlichkeiten zum Krankheitsbild des B. Durch den Befund der myotonischen Dystrophie unterscheidet er sich aber wesentlich. Bewiesen ist die ursächliche Wirkung des Bleitetraäthyls in Leavitts Fall unseres Erachtens nicht.

5. Kann nun der Befund eines Blutbleispiegels von 68 γ% etwas zur Klärung der ursächlichen Abhängigkeit beitragen? Er liegt um Weniges über der Norm, deren oberste Grenze wir bei 60 γ% annehmen. Er beweist die Gefährdung, die wir als vorhanden oben schon als wahrscheinlich annahmen. Eine Beweiskraft, daß das vorliegende Krankheitsbild durch Bleiwirkung verursacht ist, kommt diesem Wert nicht

zu. Das im Blut enthaltene Blei stammt nach dem langen Zeitraum seit der Aufnahme sicher aus Körperdepots. In Depots abgelagertes Blei würde sich nach unserer bisherigen Kenntnis aber so auswirken, daß es zum Entstehen typischer Erscheinungen einer Bleivergiftung führen würde. Zu diesen gehört aber die myotonische Dystrophie keinesfalls. Wohl kann die geringe Vermehrung der vitalgranulierten Erythrocyten damit zusammenhängen.

6. Wir fassen unsere Stellungnahme zusammen: Eine Gefährdung durch Bleitetraäthyl hat bei B. mit großer Wahrscheinlichkeit stattgehabt. Es konnte kein Wahrscheinlichkeitsbeweis geführt werden, daß es bei B. jemals zu typischen Vergiftungserscheinungen durch Bleitetraäthyl gekommen ist. Es liegt bei B. eine myotonische Dystrophie vor, die das Krankheitsbild, das bei B. sich abspielte, in allen Symptomen völlig befriedigend erklärt. Die myotonische Dystrophie ist ein heredo-degeneratives Leiden, das nach dem Stand unseres derzeitigen Wissens durch exogene Noxen nicht hervorgerufen oder in seinem Ablauf wesentlich beeinflußt werden kann. Von Blei oder Bleitetraäthyl ist eine solche Einflußnahme nicht bekannt.

Deshalb kommen wir zu dem Schluß, daß bei B. eine Berufskrankheit im Sinne der III. Verordnung sowohl im Sinne der Entstehung als auch der Verschlimmerung weder vorlag noch jetzt vorliegt.

Anschrift der Verfasser: Dozent Dr. med. habil. Bruno Schuler und Dr. Eduard Welte, Medizinische Universitätsklinik Bonn, Theaterstr. 5.

(Aus der Medizinischen Klinik Freiburg [Br.]. Direktor: Professor Dr. H. Bohnenkamp.)

Über die Beurteilung der chronischen Arsen-Vergiftung der Weinbauern (Obergutachten).

Von H. von Pein.

Seit der Veröffentlichung „Untersuchungen über die chronische Arsenvergiftung der Weinbauern“ (D. Arch. klin. Med. Bd. 186, S. 200. 1940) sind wir immer wieder zu Obergutachten über den Zusammenhang einer chronischen Arsenvergiftung mit der beruflichen Tätigkeit des Weinbauern aufgefordert worden, in denen wir uns mit den verschiedenen Auffassungen der Vorgutachter über die Entstehung dieser Erkrankung auseinander setzen mußten. Inzwischen konnten weitere Untersuchungsergebnisse beigebracht werden, die unsere Auffassung der Entstehung stützen. Aus diesem Grunde veröffentlichen wir das nachfolgende Obergutachten über die Erkrankung des Winzers A. F., in dem wir eingehend unsere Stellungnahme begründet haben. Durch gesetzliche Anordnung ist nunmehr der Verbrauch von arsenhaltigen Bekämpfungsmitteln untersagt worden, so daß die Neuerkrankungen an Arsenvergiftung bald zurückgehen werden. Es hat sich aber gezeigt, daß bei jahrelanger Arsenaufnahme manche Symptome sich nur sehr langsam zurückbilden, besonders die Hyperkeratose. So wird auch in den kommenden Jahren die Frage nach dem Zusammenhang von Krankheitssymptomen mit einer chronischen Arsenvergiftung und deren Beurteilung nicht verstummen.

Auf Veranlassung der landw. Berufsgenossenschaft in D. erstatteten wir auf Grund der Akten über die Erkrankung des Winzers A. F. nachfolgendes fachärztliches Obergutachten.

In den Akten fanden sich folgende für die Beurteilung wichtige Angaben:

F. fühlt sich seit Frühjahr 1941 krank. Er klagte bei der Untersuchung in B. über Druckgefühl in der Magengegend und über Blutabgang mit dem Stuhl. Wegen dieser Beschwerden ging er zum Arzt, der ihn in die Klinik überwies.

Die Untersuchung ergab eine ausgesprochene Melanose des gesamten Rumpfes und Rückens, bei besonderer Bevorzugung unter den Achselhöhlen und in den Inguinalgegenden. Hyperkeratosen waren mäßigen Grades an Handinnenflächen und Fußsohlen deutlich erkennbar. Weiterhin bestand eine Bronchitis. Die Leber war vergrößert, der untere Rand war 1½ Querfinger unterhalb des Rippenbogens fühlbar. Der Leib zeigte starke Auftreibung durch Meteorismus und Ascites. Die Untersuchung des Urins auf Urobilinogen ergab ein positives Ergebnis schon in der Kälte. Der Bilirubingehalt des Blutes war bei der indirekten Probe erhöht auf 4,4 mg%. Takata-Ara negativ. Außerdem bestand eine Anämie mit einem Hgb.-Gehalt von 60%. Der Arsengehalt von Haaren und Urin war nicht erhöht. Nach den Untersuchungsergebnissen handelt es sich also um eine chronische Arsenvergiftung bei einem Weinbauern mit den typischen Hautveränderungen, chronischer Bronchitis und Leberschädigung.

Über die berufliche Tätigkeit sind die Angaben in den Akten nur dürftig. Die Erhebungen der Berufsgenossenschaft ergaben, daß F. 86 a Rebland besitzt. Bis 1935 wurde die Rebschädlingsbekämpfung mit Nikotin durchgeführt. Seit 1935 benutzte F. auch arsenhaltige Mittel neben kupferhaltigen. Einmal jährlich wurde Uraniagrün verwandt in einer Lösung, die 150 g Arsen in 100 l Wasser enthielt. Zweimal jährlich spritzte er mit Kupfervitriollösungen. Über die Dauer der Spritzarbeiten und über die Frage, ob F. diese Arbeiten allein oder mit Hilfen durchführte, finden sich keine Angaben. Über seinen Alkoholgenuß sagte F. bei der polizeilichen Vernehmung aus, daß er im Sommer etwa 2—3 l, im Winter etwa 1 l Haustrunk täglich zu sich nehme. Bei der ärztl. Untersuchung gab er einen täglichen Verbrauch von 3 l an. Seit Anfang 1941 habe er indessen keinerlei Alkohol mehr getrunken.

Die Vorgutachter führten die chronische Arsenvergiftung auf die berufliche Tätigkeit des F. zurück und bezeichneten die Krankheit als Berufskrankheit im Sinne des Gesetzes. Die dadurch bedingte E. M. wurde auf 100% geschätzt. Der zuständige staatl. Gewerbearzt nahm einen Kombinationsschaden an, teils bedingt durch die berufliche Tätigkeit, teils durch den Alkoholgenuß hervorgerufen, und schätzte den Anteil der Berufskrankheit an der Gesamterwerbsminderung von 100% auf 50%.

Die Akten wurden nunmehr uns vorgelegt, zur Entscheidung, ob bei F. die chronische Arsenvergiftung als Berufskrankheit zu bezeichnen sei.

Früher wurde die chronische Arsenvergiftung der Weinbauern als Berufskrankheit anerkannt. Zahlreiche Beobachtungen an unseren Kranken ließen uns aber immer mehr an der Richtigkeit dieser Auffassung zweifeln. Und zwar ergaben sich folgende auffällige Beobachtungen:

1. Eine Anzahl der Kranken gab den Beginn der Beschwerden nicht während oder nach den Arbeiten im Weinberg an, sondern im Winter oder Frühjahr, also mehrere Monate nach Aufhören irgendwelcher Beschäftigung mit arsenhaltigen Bekämpfungsmitteln. Aus

Versuchen an Menschen und Beobachtungen an anderen Kranken ist bekannt, daß aufgenommenes Arsen zum größten Teil durch Kot und Urin wieder ausgeschieden wird. Diese Arsenausscheidung kann die Arsenaufnahme um längere Zeit (mehrere Wochen) überdauern. Daß aber nun die Beschwerden der arsenkranken Winzer nicht selten mehrere Monate nach der beruflichen Tätigkeit mit Arsen, nachdem also der größte Teil als ausgeschieden angesehen werden mußte, erst auftraten, mußte zumindest als auffällig bezeichnet werden. Ein derartiges Verhalten haben wir bei Beschreibung von andersartigen Arsenvergiftungen im Schrifttum nicht gefunden. Einzig vom Auftreten des Arsenkrebses ist bekannt, daß er noch längere Zeit nach Aufhören der Giftaufnahme entstehen kann. Sonst aber pflegen die Zeichen der chronischen Arsenvergiftung, wenn kein Arsen mehr aufgenommen wird, allmählich, wenn auch oft sehr langsam wieder abzuklingen.

2. Die Schwere der Arsenvergiftung pflegt mit der Größe des Weinbergbesitzes und mit der zeitlichen Dauer der Beschäftigung im Weinberg in keinem auch nur annähernd ähnlichen Verhältnis zu stehen. Gerade im Kaiserstuhl, wo die Arsenkrankheit sehr verbreitet ist, sind die einzelnen Weingüter oft sehr klein. Die Mehrzahl unserer Kranken besaß unter 50 a Weinland. Sie waren auch nicht bei Arbeiten auf anderen Weingütern tätig. Manche der von uns Begutachteten hatten nur etwa 20 a und noch weniger Weinland. Sie benötigten für die einzelnen Arbeiten im Weinberg nur kurze Zeit; etwa 16 a können hier gewöhnlich von einem Mann an einem Tag bespritzt werden. Dennoch hatten diese Winzer zum Teil schwere Arsenvergiftungen. Weitere Nachforschungen ergaben, daß auch bei Weinbergbesitzern mit einem größeren Weinlandbesitz die Spritzarbeiten nicht länger als einige Tage dauern, da wegen der Entwicklung der Rebschädlinge die Bekämpfung in etwa 3 Tagen abgeschlossen sein soll. Daher pflegt der einzelne Weinbergarbeiter in größeren Betrieben im allgemeinen auch nicht länger als jeweilig 3—4 Tage in einer Periode mit Spritzen von arsenhaltigen Mitteln beschäftigt zu sein. Derartige Spritzperioden mit arsenhaltigen Mitteln werden meist 3—4mal, in einzelnen Sommern bis zu 6mal mit einer Zwischenpause von etwa 10 bis 14 Tagen in den Monaten Mai bis Juni durchgeführt. Also auch die Arbeiter in größeren Weinbaubetrieben sind gewöhnlich nur kurzfristig mit Spritzarbeiten beschäftigt.

3. Die Zahl der Frauen mit chronischer Arsenvergiftung ist außerordentlich gering im Verhältnis zu den Männern. Dabei ist es durchaus üblich, daß die Frauen sich intensiv an den Arbeiten im Weinberg beteiligen, wobei sie vorwiegend mit Laub- und Bodenarbeiten beschäftigt sind. Wenn solche Arbeiten Ursache einer chronischen Arsenvergiftung sein könnten, so müßte man mit einer wesentlich größeren Zahl von arsenkranken Frauen rechnen.

4. Am auffälligsten waren aber die Beobachtungen von Kranken, die eine ausgesprochene, zum Teil schwere Arsenvergiftung aufwiesen, trotzdem sie sich niemals an Weinbergsarbeiten beteiligt hatten. Die Arsenvergiftung dieser Kranken unterschied sich in nichts von dem Krankheitsbild der Weinbauern. Sie konnte einzig zurückgeführt werden auf die Aufnahme von Arsen mit einem regelmäßigen Haustrunk- oder Weingenuß. Die Zahl dieser Kranken, die sich auf diese Weise eine Arsenvergiftung zuzogen, ist heute nicht mehr klein. Von uns wurden bisher 14 solche Kranke beobachtet. Weiterhin wurden aber gleiche Fälle gesehen im Krankenhaus Ludwigshafen (bis 1937 5), in der Med. Klinik Bonn (3—5), im Universitätsinstitut für Berufskrankheiten in Berlin und von Herrn Dr. Hammes in Trier (7). Es war mir nicht möglich, genauer zu erfahren, wie groß an allen genannten Stellen die Zahl solcher Beobachtungen war. Aber es geht aus den Aufzeichnungen hervor, daß ihre Zahl nicht mehr gering ist, daß derartige Vergiftungen also keine Seltenheit sind.

5. Die Beschreibungen von chronischen Arsenvergiftungen, wie sie sich im medizinischen Schrifttum finden, geben an, daß 2 wichtige Symptome, die Arsenmelanose und die Hyperkeratose dann auftraten, wenn die Kranken das Arsen über längere Zeit, mindestens mehrere Wochen hindurch regelmäßig aufgenommen hatten. So machten sich z. B. in Reichenstein in Schlesien diese Veränderungen erst bemerkbar, nachdem die betreffenden Kranken etwa 1 bis 1½ Jahre vom arsenhaltigen Wasser getrunken hatten. Auch bei Arsenvergiftungen, die als Folge von Verordnungen arsenhaltiger Medikamente entstanden, wurden diese Hautveränderungen erst nach länger dauernder, regelmäßiger Aufnahme von Arsen beobachtet, wobei dann die einzelne Dosis eine relativ kleine sein konnte.

6. Es kam bei den Weinbauern in den Jahren, in denen Arsen zur Rebschädlingsbekämpfung benutzt wurde, zu einer regelmäßigen Auf-

nahme von Arsen mit dem bei den Winzern üblichen Haustrunk- und Weingenuß. Diese Getränke werden von den Weinbauern das ganze Jahr hindurch in mehr oder minder großer Menge getrunken. Der Arsengehalt dieser Flüssigkeit schwankt, wobei die Herstellungsart eine wichtige Rolle mitspielt.

Aus den hier angeführten 6 Punkten mußten folgende Folgerungen gezogen werden:

1. Mit größter Wahrscheinlichkeit kommen bei den Winzern als Möglichkeit, infolge der Berufstätigkeit Arsen aufzunehmen, nur die Spritz- und Stäubearbeiten im Weinberg in Frage.

2. Nach den sonst bekannt gewordenen chronischen Arsenvergiftungen treten insbesondere die Hautsymptome (Melanose, Keratose) nur bei regelmäßiger, mindestens mehrere Wochen dauernder Aufnahme von Arsen auf, wobei die einzelne Dosis klein sein kann.

3. Bei den Weinbauern erfolgt aus beruflichen Gründen keine solche regelmäßige Aufnahme von Arsen, sondern die Aufnahme geschieht periodenweise, wobei die einzelne Periode nur wenige Tage dauert und die Zwischenpausen so lang sind, daß damit gerechnet werden muß, daß etwa durch diese Arbeiten aufgenommenes Arsen weitgehend wieder ausgeschieden wird. Von August bis April, also ³/₄ eines Jahres kommen die Weinbauern beruflich nicht mit Arsen in Berührung. Trotzdem treten die krankhaften Symptome nicht selten erst im Winter oder Frühjahr in Erscheinung. Es muß daher als höchst unwahrscheinlich bezeichnet werden, daß die Spritz- und Stäubearbeiten (das Stäuben geschieht in den Weinbaugebieten um Freiburg seit Jahren schon kaum mehr) die Ursache der chronischen Arsenvergiftung der Weinbauern sind.

4. Die chronische Arsenvergiftung der Weinbauern kann daher mit überwiegender Wahrscheinlichkeit im allgemeinen nicht als Berufskrankheit im Sinne des Gesetzes bezeichnet werden.

5. Durch den ständigen Haustrunk- und Weingenuß kommt es bei den Weinbauern zu einer regelmäßigen Aufnahme von Arsen.

6. Allein durch solchen regelmäßigen Genuß von Haustrunk und Wein kann eine chronische Arsenvergiftung entstehen. Die Mengen des genossenen Getränkes, die von den Nichtweinbauern mit chronischer Arsenvergiftung angegeben wurden, überstiegen nicht diejeni-

gen, die von den Weinbauern als übliche Trinkmenge bezeichnet wurden. Es handelt sich also auch bei diesen Leuten nicht um Trinker.

7. Mit überwiegender Wahrscheinlichkeit ist die entscheidende Ursache der chronischen Arsenvergiftung der Weinbauern die Arsenaufnahme durch Haustrunk und Wein.

Andere Gutachter erkennen die gezogenen Schlußfolgerungen nicht voll an. Zu ihren Bemerkungen ist folgendes auszuführen: Aus technischen Gründen sind Bestimmungen über die Arsenaufnahme bei der Arbeit sehr schwierig durchzuführen. Zahlenmäßige Angaben über die Arsenausscheidung zu gewinnen, haben wir versucht. Jedoch war auch das praktisch nicht durchführbar. Man braucht dazu sämtlichen Stuhl und sämtlichen Urin während der Arbeitstage im Weinberg und noch längere Zeit danach, da die Arsenausscheidung die Aufnahme zu überdauern pflegt. Es war nicht möglich, dieses Untersuchungsmaterial mit der notwendigen Vollständigkeit zu bekommen. Da gerade bei den Arbeiten im heißen Weinberg viel Haustrunk getrunken wird, würden die Untersuchungsergebnisse durch die dadurch erfolgte Arsenaufnahme noch schwieriger deutbar. Ros (Sur les dangers de l'emploi des sels arsénicaux agriculture Montpellier 1908) hat bei einem Weinbergarbeiter Untersuchungen während der Spritzarbeit vorgenommen. Bei Durchleiten der Atmungsluft durch eine Flasche mit Wasser konnten nach 1 Stunde nur ganz geringe Arsenmengen hierin gefunden werden. Bei 5maligem Mundspülen in der Stunde war kein Arsen in der Spülflüssigkeit vorhanden. Nach 2stündiger Spritzarbeit mit einer Lösung, die 500 g Arsen in einer Menge von 100 l Wasser enthielt, waren im Waschwasser des Gesichts 0,25 mg, im Waschwasser der Hände 1,2 mg Arsen nachweisbar. Diese Werte sind also sehr gering und bereiten keine wesentliche Gefährdung bei der üblichen Dauer der Bekämpfungsarbeiten. Wir lehnen es nicht ab, daß bei den Spritz- und Stäubearbeiten der Winzer gewisse Mengen von Arsen aufgenommen werden können. Jedoch halten wir es für sehr unwahrscheinlich, daß dadurch eine chronische Arsenvergiftung hervorgerufen wird. Menge und Zeitdauer sind dafür nicht ausreichend. Der gleichen Auffassung ist auch Butzengeiger an der Med. Klinik in Bonn, wie aus seiner Veröffentlichung (Klin. Wochenschrift 1939) hervorgeht. Wohl wird von einzelnen Winzern zeitweise auch über Krankheitszeichen geklagt, die bei der Arbeit auftreten und auch bei der akuten

Arsenvergiftung vorkommen können. Jedoch sind solche Arsenvergiftungen selten und nicht die Regel. Nach unserem bisherigen Wissen ist zur Entstehung einer chronischen Arsenvergiftung die regelmäßige, längerdauernde Aufnahme von Arsen erforderlich. Weiterhin ist die Möglichkeit zu erörtern, daß das Arsen, das jedes Jahr von den Winzern bei der Spritzarbeit aufgenommen wird, auch eine chronische Arsenvergiftung hervorrufen kann, ohne daß zunächst irgendwie Zeichen einer Vergiftung nachweisbar wären. Darüber gibt es aber keinerlei ähnliche Beobachtungen trotz einer ganzen Reihe von Veröffentlichungen über die verschiedenen Formen von Arsenvergiftungen. Andererseits sind solche zeitweiligen Arsenaufnahmen nicht selten, wie z. B. bei den Arsenikessern in der Steiermark und bei ärztlichen Verordnungen. Bei letzteren wurden Zeichen der Arsenvergiftung beobachtet, wenn *längere Zeit regelmäßig* eine gewisse Menge von Arsen gegeben wurde. Eine akute Vergiftung tritt auf, wenn die gegebene Dosis zu groß war. Beide Zustände kann man vermeiden, wenn man die entsprechenden Verordnungen gibt, zwischen den Perioden, in denen Arsen gegeben wird, längere Pausen entstehen läßt und die Dosis richtig wählt. Unter solchen Vorsichtsmaßregeln pflegen keine Störungen aufzutreten.

Nun steht bei der Begutachtung der Arsenkranken immer wieder die Frage nach dem Haustrunk- und Weingenuß der Winzer zur Diskussion. *Der Beweis, daß eine chronische Arsenvergiftung allein durch Haustrunk- und Weingenuß entstehen kann, ist eindeutig erbracht.* Manchem Gutachter, der nur wenige solche Fälle gesehen hat, mag das Vorkommen selten erscheinen. Aber zunächst ist dabei zu berücksichtigen, daß die Kranken mit chronischer Arsenvergiftung in der weitaus überwiegenden Anzahl die Kliniken nur zur Begutachtung aufsuchen. Solche Kranke, die beruflich nicht mit Arsen zu tun haben, kommen daher im allgemeinen auch nicht zur Aufnahme, so daß es verständlich ist, daß ihre Zahl im Verhältnis zu den Kranken, die zur Begutachtung kommen, gering ist. Wenn man aber nicht nur das eigene Krankengut berücksichtigt, so sind, wie oben bereits ausgeführt, die Beobachtungen über Arsenvergiftung allein durch Haustrunk- und Weingenuß nicht mehr selten. Eine Anzahl von 30 solcher Kranken konnten wir bei uns und durch Anfrage bei den entsprechenden Stellen und aus Veröffentlichungen feststellen. In Wirklichkeit ist sie aber sicherlich wesentlich höher, weil im allgemeinen das Krankenhaus und oft auch der Arzt nicht aufgesucht werden.

Oftmals wird vorgebracht, daß die Menge von Wein und Haustrunk nicht das übliche Maß übersteige, wobei die Gutachter sich darauf berufen, daß die zu Begutachtenden einen übermäßigen Haustrunk- und Weingenuß abstritten. Was heißt aber übermäßig? Es gibt wohl kaum einen Menschen, der, auch wenn er große Mengen alkoholischer Getränke zu sich nimmt, zugeben würde, daß er übermäßig trinkt, zumal wenn er in der Klinik zur Begutachtung liegt. In den Akten wird von den Zeugen häufig ausgesagt, daß der arsenkranke Winzer kein Trinker sei. Bei meiner Erkundigung bei einem Weinbauern, wen man in seinem Weinbaugebiet als Trinker bezeichne, bekam ich zur Antwort: „Derjenige, der ständig einen Rausch hat." Dazu aber kommt es trotz mehrerer Liter Haustrunk wegen seines geringen Alkoholgehaltes bei den Winzern natürlich nicht, so daß die genannten Zeugenaussagen keinen Anhalt für die wirklich getrunkenen Mengen geben. Wie verhält es sich aber mit den üblichen Mengen? Darüber liegen vielseitige Angaben vor. Rohrbach, der mehr als 150 Winzer aus dem Moselgebiet mehrwöchentlich behandelt hat, gibt in „Ziel und Weg 1940" an: „Nach eigenen Angaben der Winzer werden durchschnittlich im Sommer 2—3 l Haustrunk täglich verzehrt. Einige bekennen offen, daß diese Zahlen noch weit übertroffen werden, nach einer Mitteilung 10—20 l täglich." Schöndorf gibt für das Gebiet um Ludwigshafen (Zeitschr. für klin. Med. Bd. 133) an: „Der Winzer trinkt pro Tag 2—3 l Haustrunk, oft aber auch bedeutend mehr." Im vorläufigen Bericht der Kommission zur Erforschung der Arsenschädigungen bei den Weinbauern am Kaiserstuhl wird angegeben: „Während der Sommermonate dürfte der tägliche Genuß von 2—4, auch 4—5 l Haustrunk vielfach die Regel sein und die Aufnahme höherer Mengen ist sicher keine Seltenheit. Ausgesprochene Trunksucht ist offensichtlich sehr verbreitet." Nach Guth (Gesundheitsführung 1939/40), der als praktischer Arzt im Pfälzer Weinbaugebiet tätig ist, sind 4—5 l täglich im Sommer, kaum weniger im Winter meist der Durchschnitt. Diese Angaben aus den verschiedensten Weinbaugebieten lauten also in bezug auf den Haustrunkgenuß alle gleich und bezeichnen mehrere Liter täglich als übliche Menge. Größere Mengen pflegten die bei uns beobachteten Kranken mit Arsenvergiftung, die sicher allein durch Haustrunk und Wein entstanden war, auch nicht zu sich zu nehmen. Bei denjenigen von diesen Kranken, die nicht im Weinbaugebiet wohnten, kann man das sogar mit einem hohen Grad der Richtigkeit aussagen, denn es handelte sich z. T. um einfache Handwerker oder z. B. um einen Postboten, denen entsprechende Geldsummen für größere Mengen Wein nicht zur Verfügung gestanden haben. Ob nun die Mengen Haustrunk und Wein, die getrunken wurden, sich im üblichen Rahmen halten oder darüber hinaus gehen, ist dann nicht mehr entscheidend, wenn die übliche Menge schon mehrere Liter täglich beträgt.

Daß ein Teil der Winzer dadurch keine Arsenvergiftung bekommt, ist richtig. Indessen ist die Empfindlichkeit der Menschen den einzelnen Giften gegenüber verschieden und weiterhin spielt der verschieden hohe Gehalt der Getränke an Arsen eine wichtige Rolle. Die Angaben der zu begutachtenden Weinbauern selbst über die Menge des aufgenommenen Weins sind nicht eindeutig zu bewerten. Zunächst haben sie ein Interesse daran, diese Mengen möglichst klein erscheinen zu lassen, da in den betreffenden Weinbaugebieten inzwischen bekannt geworden ist, daß diese Angaben bei der Begutachtung bewertet werden. Dann aber wissen die Weinbauern auch selbst nicht genau, wieviel sie trinken, denn die Menge wird nicht abgemessen, sondern das Getränk steht im Krug im Weinberg sowohl wie zu Hause stets zur Verfügung. Daher können auch Nachbarn nicht Bescheid geben über die von den einzelnen Winzern genossenen Mengen. Als Beispiel für die Schwierigkeit, nur einigermaßen richtige Angaben zu erhalten, sei eine Diskussionsbemerkung von Herrn Dr. Heger, einem Arzt aus dem Kaiserstuhl erwähnt, die er auf einer Tagung der hiesigen Medizinischen Gesellschaft machte. Herr Dr. Heger kennt die Winzer seines Ortes sehr genau und war seit langem überzeugt, daß die Arsenvergiftungen im wesentlichen durch den Weingenuß hervorgerufen wurden. Nur bei einem seiner Kranken traf dies anscheinend nicht zu. Erst nach langen Jahren erfuhr er dann von einer früheren Haushälterin des betreffenden Kranken, daß auch dieser stets größere Mengen der arsenhaltigen Getränke regelmäßig zu sich nahm, dies nur nach außen verbarg. Wenn also sogar der Hausarzt, der den Arsenkranken behandelt, nicht einmal immer sichere Anhaltspunkte über die genossenen Mengen bei seinen Kranken erhalten kann, wieviel weniger wird das anderen Personen möglich sein.

Daß Wein- und Haustrunk von mit Arsen behandelten Reben mehr oder weniger arsenhaltig sind, ist in den Weinbaugebieten allgemein bekannt. In der Öffentlichkeit ist diese Kenntnis sonst weniger verbreitet, um den Weinbau nicht zu schädigen. Aus dem gleichen Grunde werden genaue Untersuchungsergebnisse nicht bekannt gegeben. Jedoch ist Verpflichtung bei zahlreichen Winzergenossenschaften, daß Wein, der zum Verkauf bestimmt wird, entarsenisiert werden muß, wenn er mehr als 2 mg Arsen enthält. Ein solcher Arsengehalt kann aber natürlich auch nicht mehr als harmlos angesehen werden. Das zeigt besonders deutlich ein kürzlich veröffentlichter Fall von Hamori (Dtsch. Med. Wochenschrift 1941). Es wurde ein Mann mit schwerer chronischer Arsenvergiftung beobachtet, der täglich bis zu 3 l Wasser zu sich genommen hatte, das 2 mg Arsen im Liter enthielt. Im Wein und Haustrunk sind Werte bis zu 11 mg im Liter gefunden worden. Meist liegen sie indessen um etwa 2 mg, auch geringere Mengen kommen vor.

Bei den Winzern mit chronischer Arsenvergiftung ist der Arsengehalt der genossenen Getränke meist unbekannt. Eine einmalige Untersuchung ihres Haustrunkes hat keine wesentliche Bedeutung für die Beurteilung. Die Erkrankung entsteht bei den Weinbauern allmählich im Laufe mehrerer Jahre. Erst wenn sie zu stärkeren Störungen führt, gehen die Kranken zum Arzt. Haustrunk erhält man zur Untersuchung nur vom letzten Jahr, jedoch nicht von den vorhergehenden, die ebenfalls wesentlich für die Entstehung der Erkrankung waren. Der Arsengehalt von Wein- und Haustrunk schwankt in den einzelnen Jahren je nach Intensität der Schädlingsbekämpfung, dem Wetter und der Herstellungsart. Gewiß würde es die Begutachtung wesentlich erleichtern, wenn der Arsengehalt der genossenen Getränke über mehrere Jahre hin jeweils bekannt wäre. Weil sich solche Untersuchungen nachträglich nicht mehr ausführen lassen, kann man aber die Entstehung der Arsenvergiftung durch den Genuß dieser Getränke nicht ablehnen.

Den Einfluß des Haustrunkes auf die Entstehung der Arsenvergiftung unterstreichen weiterhin sehr deutlich die Beobachtungen von Herrn Dr. Hammes aus Trier, daß diese Erkrankung nur in bestimmten Gebieten der Mosel häufig ist, während von der Ruwer, der Saar und den Nebentälern ihm keine Krankheitsfälle bekannt geworden sind. In diesen Tälern stellen die Winzer auch keinen Haustrunk aus Trestern her, sondern aus Apfelwein. Ebenfalls die Rhein. landw. Berufsgenossenschaft konnte feststellen, daß im ganzen Weinbaugebiet der linken Rheinseite, soweit es zur Berufsgenossenschaft gehört, Fälle von Arsenvergiftung bisher nicht vorgekommen sind, desgleichen nicht an der Saar und der Ruwer und im Kreise Kreuznach, sondern daß sie sich ganz überwiegend auf die Moselgegend von Kochem bis Bernkastel erstrecken. Weiterhin wurden von Baurhenn aus unserer Klinik Untersuchungen in der Champagne angestellt, die noch nicht veröffentlicht werden konnten. Von 47 Winzern zeigten 3 geringgradige uncharakteristische Pigmentierungen am Leib. Eindeutige Zeichen einer chronischen Arsenvergiftung waren nicht nachzuweisen. Alle Winzer pflegten jedes Jahr intensiv arsenhaltige Mittel zur Rebschädlingsbekämpfung zu benutzen. Sie bereiten sich aber keinen Haustrunk, sondern geben die Trester zur Schnapsherstellung an große Firmen ab, wofür sie eine gewisse Menge Wein dritter Pressung erhalten. Jedoch ist die Menge dieses Getränkes nicht groß. Als Hauptgetränk wird billiger Rotwein aus Algier benutzt.

Wenn wir diese Ausführungen zusammenfassen, so ist festzustellen, daß die Entstehung einer chronischen Arsenvergiftung allein durch die Aufnahme von Arsen mit Haustrunk und Wein in vielen Fällen erwiesen ist. Es ist aber bisher kein Fall bekannt geworden, bei dem eine chronische Arsenvergiftung allein durch die berufliche Tätigkeit eines Winzers entstand. Stets lag gleichzeitig regelmäßiger Genuß von Haustrunk oder Wein oder beiden Getränken vor. Weiterhin machen es Art und Zeitdauer der Beschäftigung im Weinberg, die Beobachtung über das Auftreten von Krankheitszeichen und die verschiedene Häufigkeit der Erkrankung in den Weinbaugebieten unwahrscheinlich, daß durch die übliche Berufstätigkeit des Winzers eine chronische Arsenvergiftung entsteht. Wir kommen daher zu dem Schluß, daß mit überwiegender Wahrscheinlichkeit im allgemeinen die chronische Arsenvergiftung der Weinbauern nicht als Berufskrankheit im Sinne des Gesetzes bezeichnet werden kann.

Was nun die Verhältnisse bei F. anbetrifft, so ergibt sich, daß der berufliche Umgang mit arsenhaltigen Bekämpfungsmitteln ausgesprochen gering war. Nur 1mal jährlich wurde mit arsenhaltigen Mitteln gespritzt. Es ist in den Akten zwar nicht angegeben, wie lange Zeit diese Spritzarbeiten in Anspruch nahmen und ob F. Hilfen dabei hatte. Aber auch wenn wir den ungünstigsten Fall annehmen, daß er diese Arbeiten ganz allein durchgeführt hatte, was ungewöhnlich wäre, so hat die Zeitdauer 7 Tage nicht überschritten, denn 13—15 a können von einem Mann täglich bespritzt werden. Daß nun diese 7 Tage Spritzarbeit die Ursache für die schwere chronische Arsenvergiftung des F. gewesen sind, müssen wir entsprechend unseren Ausführungen als höchst unwahrscheinlich bezeichnen.

Demgegenüber hat F. regelmäßig täglich mehrere Liter Haustrunk oder Wein zu sich genommen. Der Arsengehalt dieser Getränke ist nie bestimmt worden, aber sie pflegen, wie oben ausgeführt, arsenhaltig zu sein. Das ist besonders dann der Fall, wenn Schmierseife zur Spritzlösung hinzugegeben wurde. Die Schmierseife bewirkt ein festeres und längeres Haften der Lösung und fördert dadurch die Beimischung von Arsen zum Haustrunk und Wein. Es ist somit sehr wahrscheinlich, daß die Arsenaufnahme bei F. ganz überwiegend gleichzeitig mit den alkoholischen Getränken erfolgte und die chronische Arsenvergiftung dadurch hervorgerufen wurde. Eine Berufskrankheit im Sinne des Gesetzes liegt u. E. bei F. nicht vor.

Anschrift des Verfassers: Dozent Dr. med. habil. H. v. Pein, Freiburg (Br.) Medizin. Universitätsklinik.

GPSR Compliance

The European Union's (EU) General Product Safety Regulation (GPSR) is a set of rules that requires consumer products to be safe and our obligations to ensure this.

If you have any concerns about our products, you can contact us on ProductSafety@springernature.com

In case Publisher is established outside the EU, the EU authorized representative is:

Springer Nature Customer Service Center GmbH
Europaplatz 3
69115 Heidelberg, Germany

Batch number: 10682411

Printed by Printforce, the Netherlands